Kinderanästhesie

Springer
*Berlin
Heidelberg
New York
Barcelona
Budapest
Hongkong
London
Mailand
Paris
Santa Clara
Singapur
Tokio*

H. Hagemann   B. Pohl   (Hrsg.)

Blut, Bluttransfusion und Blutersatztherapie

Perioperatives Volumenmanagement bei Kindern

Mit 12 Abbildungen und 26 Tabellen

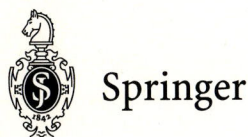
Springer

Prof. Dr. med. H. HAGEMANN
Medizinische Hochschule Hannover
Zentrum Anästhesiologie O 8060
Konstanty-Gutschow-Strasse 8
D-30625 Hannover

Dr. med. B. POHL
Universität Rostock
Medizinische Fakultät
Klinik und Poliklinik für Anästhesiologie
und Intensivtherapie
Schillingallee 35
D-18057 Rostock

ISBN 3-540-61050-2 Springer-Verlag Berlin Heidelberg New York

Die Deutsche Bibliothek - CIP-Einheitsaufnahme
Blut, Bluttransfusion und Blutersatztherapie: perioperatives
Volumenmanagement bei Kindern/H. Hagemann; B. Pohl
(Hrsg.). – Berlin; Heidelberg; New York; Barcelona;
Budapest; Hong Kong; London; Mailand; Paris; Santa Clara;
Singapore; Tokyo; Springer, 1997
  (Kinderanästhesie)
  ISBN 3-540-61050-2
NE: Hagemann, Harkmut [Hrsg.]

Dieses Werk ist urheberrechtlich geschützt. Die dadurch begründeten Rechte, insbesondere die der Übersetzung, des Nachdrucks, des Vortrags, der Entnahme von Abbildungen und Tabellen, der Funksendung, der Mikroverfilmung oder der Vervielfältigung auf anderen Wegen und der Speicherung in Datenverarbeitungsanlagen bleiben, auch bei nur auszugsweiser Verwertung, vorbehalten. Eine Vervielfältigung des Werkes oder von Teilen dieses Werkes ist auch im Einzelfall nur in den Grenzen der gesetzlichen Bestimmungen des Urheberrechts gesetzes der Bundesrepublik Deutschland vom 9. September 1965 in der jeweils geltenden Fassung zulässig. Sie ist grundsätzlich vergütungspflichtig. Zuwiderhandlungen unterliegen den Strafbestimmungen des Urheberrechtsgesetzes.

© Springer-Verlag Berlin Heidelberg 1997
Printed in Germany

Die Wiedergabe von Gebrauchsnamen, Handelsnamen, Warenbezeichnungen usw. in diesem Werk berechtigt auch ohne besondere Kennzeichnung nicht zu der Annahme, daß solche Namen im Sinne der Warenzeichen- und Markenschutz-Gesetzgebung als frei zu betrachten wären und daher von jedermann benutzt werden dürften.

Produkthaftung: Für Angaben über Dosierungsanweisungen und Applikationsformen kann vom Verlag keine Gewähr übernommen werden. Derartige Angaben müssen vom jeweiligen Anwender im Einzelfall anhand anderer Literaturstellen auf ihre Richtigkeit überprüft werden.

Umschlaggestaltung: Design & Production GmbH, Heidelberg

Satz: Scientific Publishing Services (P) Ltd, Madras

SPIN: 10535382   19/3133/SPS - 5 4 3 2 1 0 - Gedruckt auf säurefreiem Papier

Geleitwort

Die infektiologischen Risiken von Blut sind spätestens seit dem Aids-Skandal einer breiten Öffentlichkeit bekannt. Deshalb ist es nicht verwunderlich, daß auch in den Kinderkliniken die dort operativ tätigen Kollegen, aber vor allem auch die Kinderanästhesisten täglich mit der Frage von Eltern konfrontiert werden. ob ihr Kind bei der vorgesehenen Operation eine Bluttransfusion benötigt und welche fremdblutsparenden Maßnahmen von der Klinik angeboten werden.

Die Konzepte fremdblutsparender Methoden sind in Kliniken entwickelt worden, in denen schwerpunktmäßig Erwachsene operiert werden. Die Strategien sind hinreichend bekannt, wurden differenziert beschrieben und in einer nicht mehr übersehbaren Fülle von Seminaren, Tagungen und Kongressen diskutiert. Die Frage, was von diesen Konzepten aus dem Erwachsenenbereich in die Kinderklinik zu übernehmen sei, wurde bislang jedoch nur am Rande gestellt. Das liegt zum einen daran, daß einige fremdblutsparende Maßnahmen in den verschiedenen Kindesaltersstufen nicht praktikabel sind, zum anderen daran, daß die Indikation für fremdblutsparende Maßnahmen bei den typischen Operationen im Kindesalter eher selten zu stellen ist. Dennoch haben sich vor allem in Kinderkliniken, in denen schwerpunktmäßig Kinderorthopädie betrieben wird, Konzepte fremdblutsparender Methoden etabliert, die im Hinblick auf Effektivität einen Vergleich mit jenen aus der Erwachsenenmedizin nicht zu scheuen brauchen.

Ziel des Workshops des Arbeitskreises Kinderanästhesie der Deutschen Gesellschaft für Anästhesiologie und Intensivmedizin im Jahre 1992 in Braunsbach-Döttingen war es, diese Konzepte vorzustellen und die Probleme der alltäglichen Praxis zu diskutieren. Darüber hinaus sollten aber auch eine Vielzahl anderer Themen angesprochen werden, die sich auf das Thema „Blut und Bluttransfusion beim Kind" beziehen und die für Anästhesisten, Pädiater, Kinderchirurgen, Kinderorthopäden und Kinderneurochirurgen von klinischer Relevanz sind.

Es ist schön, daß es nun doch noch gelungen ist, die Referate und Diskussionen zu publizieren. Dies geht heute nur noch mit Unterstützung durch die pharmazeutische Industrie. Den Firmen sei für ihre Hilfe herzlich gedankt. Darüber hinaus möchte ich Frau Pohl und Herrn Hagemann für ihre Leistungen als Herausgeber danken, vor allem für die Geduld im Umgang mit den Autoren. Dem Werk wünsche ich eine weite Verbreitung.

Stuttgart, im Sommer 1996　　　　　　Priv.-Doz. Dr. med. F.-J. KRETZ

Inhaltsverzeichnis

Zur Geschichte der Bluttransfusion unter Berücksichtigung
des Kindesalters
G. Habel   1

Anästhesierelevante Störungen der Hämatopoese
U. Gross-Wieltsch 15

Fremdblutsparende Maßnahmen bei Kindern
in der Kardiochirurgie
L. Wölfel 27

Fremdblutsparende Maßnahmen – Juristische Aspekte
E. Biermann 37

Kritische Hämoglobinwerte im Kindesalter – Wie niedrig
darf das Hämoglobin in welcher Altersstufe sein?
O. Linderkamp 53

Konzepte der Fremdbluteinsparung bei Erwachsenen –
Was ist für die Kinderanästhesie übernehmbar?
W. Baumann 67

Perioperativer Volumenersatz bei Kindern: Plasmaeiweiß
oder künstliches Plasmaersatzmittel?
H. Hagemann und J. Hausdörfer 79

Hämodilution im Kindesalter – Gibt es Besonderheiten?
U. Hofmann 91

Vorbehandlung von Blutkonserven bei Kindern – Warum und wann?
S. Stolte.. 103

Massivtransfusion bei Kindern und Blutkomponententherapie
C. Seefelder und A.W. Goertz 109

Zusammenfassung und Diskussion
M. Zapke... 143

Autorenverzeichnis

BAUMANN, W., Dr. med.
  Klinik für Anästhesiologie und operative Intensivmedizin
  des Olgahospitals und der Städt. Frauenklinik Berg
  Bismarckstr. 8, D-70176 Stuttgart

BIERMANN, E., Dr. jur.
  Roritzerstr. 27, D-90419 Nürnberg

GROSS-WIELTSCH, Ute, Dr. med.
  Olgahospital,
  Abt. Onkologie und Hämatologie
  Bismarckstr. 8, D-70176 Stuttgart

HABEL, G., Dr. med.
  Klinikum Buch,
  Klinik für Anästhesiologie und operative Intensivmedizin
  Bereich Kinderanästhesiologie und -intensivmedizin
  Karower Str. 11, D-13122 Berlin

HAGEMANN, H., Prof. Dr. med.
  Medizinische Hochschule Hannover
  Zentrum Anästhesiologie
  Konstantin-Gutschow-Str. 8, D-30625 Hannover

HOFMANN, U., Dr. med.
  Kinderkrankenhaus St. Marien
  Anästhesieabteilung
  Grillparzerstr. 9, D-84036 Landshut

LINDERKAMP, O., Prof. Dr. med.
Abteilung für Neonatologie
Kinderklinik der Universität Heidelberg
Im Neuenheimer Feld 150, D-69120 Heidelberg

SEEFELDER, C. Dr. med.
Universitätsklinik für Anästhesiologie
Klinikum der Universtität Ulm
Steinhövelstr. 9, D-89075 Ulm

STOLTE, S., Dr. med.
Institut für Anästhesiologie
Universität Erlangen-Nürnberg
Krankenhausstr. 12, D-91054 Erlangen

WÖLFEL, L., Dr. med.
Institut für Anästhesiologie
Universität Erlangen-Nürnberg
Krankenhausstr. 12, D-91054 Erlangen

Zur Geschichte der Bluttransfusion unter Berücksichtigung des Kindesalters

G. Habel

> Aber warum arbeitet man überhaupt; wenn nicht um dasselbe besser auszudrücken. Man muß immer die Vollkommenheit suchen.
>
> (Pablo Picasso)

„Alles in allem spielt die Transfusion heute eine sehr bescheidene Rolle, ist ersetzt durch die Infusion, in erster Linie des Kochsalzes mit Zusatz von Nebennierenpräparaten", hieß es 1913 über „Transfusion" in der „Real-Encyclopädie der gesamten Heilkunde" [17]. Es werden in ihr besprochen die obsolete heterologe Transfusion (T.) Tier–Mensch, die „äußerst umständliche und außerdem gefährliche" homologe indirekte T., die „äußerst schmerzhafte" subkutane T. und schließlich die „Autotransfusion" durch Kopftief- und Extremitätenhochlage als „Notbehelf, bis die Kochsalzinfusion fertiggestellt" ist, um „dann die Autotransfusion zu ersetzen".

Die T. im Kindesalter wurde nicht erwähnt!

Ebenfalls nicht erwähnt wurde die epochale Entdeckung der 3 Blutgruppen A, B, C 1900 durch K. Landsteiner in Wien [25], für die er 1930 den Nobelpreis für Medizin erhielt. Dies ist nicht verwunderlich, da diese Entdeckung zur Zeit des 1. Weltkrieges noch praktisch unbekannt war. Trotzdem wurden in der Kriegschirurgie des 1. Weltkrieges in größerem Maßstab schon direkte homologe Transfusionen von Arterie zu Vene und mit Natriumzitrat als Antikoagulans durchgeführt.

Die 1. Periode episodischer Experimente um 1650–1668 und die richtungsweisenden zeitgenössischen Vorstellungen zur Transfusion

Nach mannigfaltigen sagenhaften Ursprüngen bis in die griechische Altertumsmythologie (Ovid) und einigen gelehrten Hinweisen um 1600 (z. B. des Rostocker Professors Magnus Pegelius) auf die Möglichkeit der homologen T. von Jugendlichen auf Greise beginnt die eigentliche T.- Historie um die Mitte des 17. Jahrhunderts in England, Frankreich, Deutschland und Italien, um dann nach ihrem schnellen Verruf für über ein Jahrhundert in Vergessenheit zu geraten.

Wir vermissen in diesem Zeitraum die heute geläufige scharfe Trennung zwischen Injektion, Infusion und Transfusion, wobei die Infusion als experimentelle und therapeutische Methode Jahre vor der Transfusion geübt wurde.

Um 1650 realisierte der englische Landgeistliche Francis Potter nachweisbar als erster praktische animale homologe Transfusionen. Als Ziel diente ihm folgende eigene Idee: Medea (in Ovids „Metamorphosen") bewirkte die Metamorphose Jasons, die Verwandlung Jasons aus einem schwachen Greis in einen blühenden Jüngling durch den Aderlaß überalterten Blutes und nachfolgendes Einfüllen (Injizieren) von Kräutersaft.

Im uralten Volksglauben, also in den volkstümlichen Anschauungen früherer Jahrhunderte, war Blut Träger bestimmter geistiger und körperlicher Eigenschaften und Fähigkeiten [2]. Dies wurde unbewußt in das zeitgemäße medizinische Denken aufgenommen, d. h. Blut repräsentierte ein Wesen, also auch ein menschliches, und durch die T. sollte eine Wesensänderung zu erreichen sein. Letzteres wird klar ersichtlich in einem Fragenkatalog für Hundeexperimente von Robert Boyle an Richard Lower 1666 [7].

Die Transfusion des 17. Jahrhunderts wurde Transplantation genannt; ein Terminus, der heute, wenn man die T. als Spezialfall der Transplantation sieht, stimmt. Transplantation ist semantisch ursprünglich ein gärtnerischer Terminus, nämlich die Verpflanzung junger Bäume zur Ertragssteigerung, später Pfropfen genannt. Es verwundert also nicht, wenn der Leibarzt des Großen Kurfürsten J. S. Elsholtz in seiner „Clysmatica nova" 1665/67 bei den T.-Indikationen („curationes transplantatoriae") Zahnschmerzen angibt, die mit Blut in Tiere zu transfundieren seien, und gegenseitige Transfusionen alle Zwietracht von entzweiten Brüdern und Gatten in schönste Harmonie zu verwandeln mögen [14]. Elsholtz verstand die T. also als Transplantation im Sinne einer „transplantatio morborum", d. h. die Krankheit wird durch Übertragung von Mensch zu Tier geheilt, wobei als Vehikel „Mumie" dient, das ist ein mit dem Wesen imprägniertes Stück vom Körper des Menschen (z. B. Kot und auch Blut). Auch T. Bartholin nennt in seiner umfangreichen „Dissertatio epistolica" 1673 als T.-Ziel „Gesundheit oder Krankheit mit dem Blut von einer Person in die Vene der anderen zu transplantieren: „Es wäre ein Zeichen von Freundschaft und unvergleichlicher Dienstbereitschaft, würde man das krankhafte Blut eines nahen Freundes durch eine Spritze in sich ableiten, um so die Krankheit vom Körper des Freundes zu vertreiben". Ständen der T. keine religiösen Bedenken entgegen, so nütze sie mehr als ein Aderlaß [4].

Gegner dieser Praxis brandmarkten die „transplantatio morborum" als schwere Magie, so der steirische Arzt Adam von Lebenwaldt in seinem „Tractätl von deß Teuffels List und Betrug in der Transplantation oder Verpflanzung der Kranckheit" 1681: „Aber das ist ein Teuffelswerck...da will man auch Feind- und Freundschafften pflantzen, die Sitten umbkehren, die alten Weiber jung machen, in die ferne einer den andern verstehen" [26].

Letzteres wird wiederum verständlich, wenn man M. Hofmann 1679 liest: Für den T.-Erfolg, durch Röhrchen zwischen den Handrückenvenen ausgeführt („insitio" = Pfropfung), reiche eine geringe Menge „Mumie", also wenige Tropfen übertragenen Blutes, um „temperamentum" und „mores" zu verwandeln [30]. So will auch 1668 der Leipziger M. Ettmüller als reiner Theoretiker in seiner „chirurgia infusoria" einen T.-Nutzen bei Manie und Melancholie sehen. Und: der Berliner Regimentschirurg B. Kaufmann und sein Schüler, der Feldscher des Großen Kurfürsten M. G. Purmann (letzterer heilte sich im Selbstversuch durch intravenöse Injektionen seine Krätze und erklärte 1705 das schlechte Befinden nach T. als „Schaaffmelancholey", schien doch das Lamm als sanftestes und friedfertigstes Wesen für die humane heterologe T. das geeignetste Tier [1]), haben 1668 mehrmals nach vorherigem Aderlaß bei einem angeblich an „Lepra" leidenden Sohn eines Kaufmanns Lammblut aus der Karotis in die Vene überführt mit dem Ergebnis vollständiger Heilung. Ähnliche Versuche an 2 skorbutischen Soldaten und an einem Fischer mit schwerem Ausschlag blieben erfolglos.

Schließlich war für Tardy 1667 die Quintessenz vom Sinn der T. der „offenbare und wirkungsvolle Übergang der Seele von einem Körper in den anderen" [33].

Elsholtz beschrieb in der „Clysmatica nova" sorgsam geplante und durchdachte Injektionsversuche anschaulich an Hunden und 3 „gewöhnlichen Soldaten von der Leibgarde"; in der 2. Auflage 1667 berichtete er ausführlich über die europäischen zeitgenössischen In- und Transfusionsversuche, ohne eigene praktische Erfahrungen zur T. mitzuteilen [14]. Ihm verdanken wir die seitdem immer wieder abgebildeten Darstellungen einer humanen Infusion, einer animalen Transfusion, einer heterologen Tier-zu-Mensch-T., einer homologen humanen T. Zwei andere bekannte zeitgenössische Darstellungen einer Lammbluttransfusion sind in den Abb. 1 und 2 wiedergegeben.

1657 wurde erstmals in England von R. Boyle eine animale homologe T. beim Hund von der A. carotis zur V. jugularis durchgeführt [27].

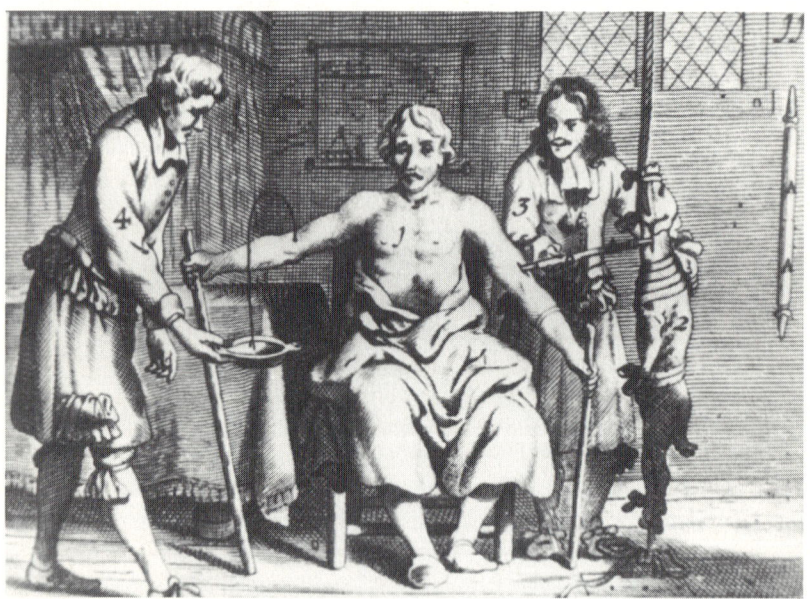

Abb. 1. Lammbluttransfusion mit kombiniertem Aderlaß. (Aus: J. Scultetus d. J.: Armamentarium chirurgicum. Ulmae Suevorum 1693)

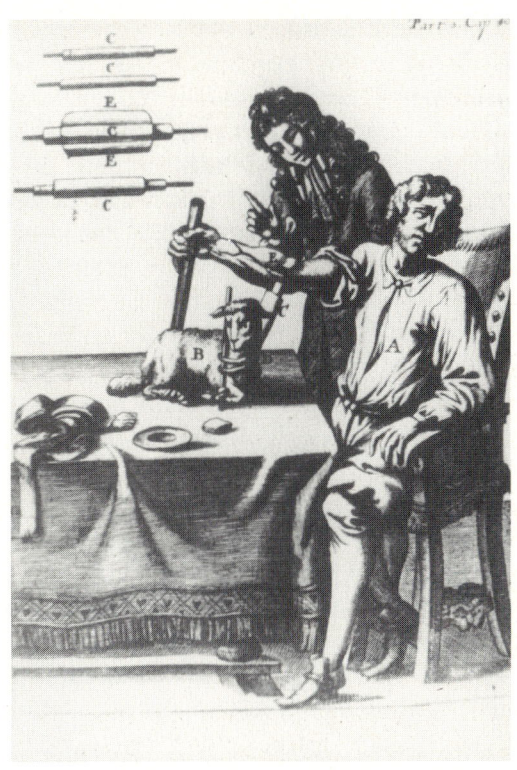

Abb. 2. Lammbluttransfusion. (Aus: M.G. Purmann: Lorbeer-Krantz oder Wund-Artzney. Frankfurt am Main, Leipzig 1692)

1665 gelang dem Londoner praktischen Arzt E. King gleiches von der V. jugularis zur V. jugularis, und 1665 transfundierte R. Lower animal-homolog beim Hund arteriovenös (über eine Serie verschiedener Federkiele) und auch animal-heterolog Lamm – Hund.

Nach 1665 beherrschte die T. in England und Frankreich das Feld, die bis dahin geübte Infusion war fast vergessen.

In Frankreich führte Jean Baptiste Denis, Professor der Philosophie, Mathematik und Medizin, nach erfolgreichen Hundeexperimenten und nach Zustimmung der bekanntesten Ärzte und Naturforscher in Paris am 15.06.1667 mit Unterstützung des Chirurgen Paul Emmerez eine heterologe T. am Menschen durch. Einem 15jährigen Knaben, der nach über 20 Aderlässen zur Therapie einer fieberhaften Erkrankung in einem sehr elenden Zustand war, wurde nach einem erneuten Aderlaß von 3 Unzen

250 ml Lammblut (aus der Karotis entnommen) durch eine Röhre in die Armvene gegeben. *Es ist die erste erfolgreiche humane heterologe T. im Kindesalter!*

Denis ging bei 7 weiteren Fällen in gleicher Weise vor, wurde deswegen zunehmend angefeindet, prozessiert und schließlich erging ein knappes Jahr später das Urteil des Pariser Kriminalgerichts, daß es „von nun an...keinem erlaubt sein sollte, ohne die Einwilligung eines der Pariser Fakultät angehörenden Arztes die Transfusion anzustellen" [8]. Dies entsprach einer Verdammung der praktischen T. für gut 100 Jahre! Transfusionen erfolgten in der Folgezeit nur noch zur experimentellen Forschung.

Eine Erklärung für die T.-Scheu bei Kindern ist 1668 bei M. Ettmüller (Leipzig) in seiner Dissertation „Chirurgia infusoria" zu finden:

„Sehr schwierig sind allerdings intravenöse Einspritzungen bei zarten Kindern, ob sie nun an der Brust sind oder schon festere Nahrung erhalten; sie sind noch ungehorsam und lassen sich nichts gefallen. Wie sollten sie die Eröffnung der Vene und das Einsetzen des Röhrchens dulden? Ihr Körper verbirgt die Blutgefäße. Diese sind winzig und daher von vornehrein für den Eingriff ungeeignet." Und: „Zu welchem Zwecke störst du die halbmilchige Blutmasse der zarten Kinder? Leistet nicht die zugeführte Nahrung schon genug und mehr als genug?" [16]. Ettmüller hat hier anscheinend nur die zeitgenössische Ansicht wiedergegeben!

Als Fazit schließt die 1. Periode mit insgesamt 16 humanen T. bis 1700 ab, manche ohne den erwarteten Erfolg, andere mit tödlichem Ausgang.

Der Nürnberger Arzt G. A. Mercklin schrieb 1679 in seinem Werk „Vom Aufgang und Untergang der Bluttransfusion":

„Der Tierversuch hat wenig praktischen Wert, weil seine Ergebnisse sich nicht einfach auf die menschliche Pathologie und Therapie übertragen lassen. Die Blutüberleitung von einem Tier auf Menschen ist zu verwerfen, und über die von Mensch zu Mensch wissen wir noch zu wenig" [30]. Also moralische Bedenken in der innermedizinischen Diskussion hinsichtlich Rechtfertigung bzw. Ablehnung der T., eine Diskussion, die sich im 19. Jahrhundert fortsetzt, einerseits als Rechtfertigung durch die mögliche Lebensrettung und andererseits als Ablehnung, weil sie mit hohem Risiko verbunden sei und ungenügend theoretisch fundiert war [13]. Die T. sollte Ultima ratio bleiben und war in aussichtslosen Situationen zwingend geboten als „heiligste Pflicht". „Man thue, wie man mit sich gethan haben möchte; dieser Grundsatz ist überall, in der Chirurgie wie in der Moral unwendbar", äußerte J. Blundell in diesem Zusammenhang [6].

Die 2. Periode episodischer Transfusionen um 1800 bis etwa 1850: Wiedereinführung der Transfusion

Im Gegensatz zur 1. Periode sporadischer Tierexperimente beginnt die 2. Periode vor 1800 mit systematischen Tierexperimenten (u. a. von A. Portal und F. Bichat).

1792 heilte Russell einen Knaben mit Hydrophobie (Tollwut) nach einem kräftigen Aderlaß durch die indirekte heterologe Injektion von Blut, das er 2 Schafen entzogen hatte.

Noch 1792 schrieb der bekannte Königsberger Gerichtsmediziner J. D. Metzger, daß die meisten Wundärzte im 17. Jahrhundert sich mit den „gefährlichen auf eine gänzliche Roheit der Begriffe über die Gesetze der thierischen Ökonomie gründenden Versuchen mit der Infusion und der Transfusion beschäftigt hätten", aber die „Geschichte bey de Operationen... ist ein redendes Beyspiel von den Verirrungen des menschlichen Geistes" [31].

1802/03 erschien in Kopenhagen eine zweiteilige oktavformatige Monografie von P. Scheel über die T. [32]. Alle T.-Literatur stützt sich immer wieder auf diese seitdem vielzitierte, allerdings nicht fehlerfreie Literaturübersicht in Paragraphenform. Dieffenbach lieferte 1828 einen 3. Teil als Fortsetzung [10]. Hier und 1829 berichtete er über die erfolglose Injektion venösen defibrinierten väterlichen Blutes in die Nabelvene eines asphyktischen Sectiokindes [11]. Den gleichen Mißerfolg hatten 1832 Blasius und 1867 Bennecke bei 1 bzw. 3 Neugeborenen.

In London kam dem Geburtshelfer J. B. Blundell (1790/1877) nach zunächst zahlreichen Tierexperimenten 1819 der Gedanke, bei einer Frau mit intrauteriner Blutung die T. zur Rettung einzusetzen, nachdem er 1818 Blut auf einen an „Scirrhus pylori" leidenden Mann, allerdings erfolglos, transfundiert hatte [6]. Sich der technischen Probleme bewußt, konstruierte er verschiedene Transfusionsapparate. Er führte die auch erwärmbare Glasspritze zur

Blutaspiration in die T.-„Praxis" ein, filterte das durch Venae sectio gewonnene Blut und transfundierte hydrostatisch.

Er gilt als der erste, der die humane homologe T. bei Wöchnerinnen mit starken Blutverlusten einsetzte. Er warnte vor zu schneller und reichlicher T. als einem „Punkt von äußerster Wichtigkeit" [6], also sollten die Injektionen nur alle 3–10 min wiederholt werden. Auch Dieffenbach warnte 1845 vor der Transfusion von mehr als 6 Unzen [12]. *1840 berichtete Lane über die 1. erfolgreiche homologe T. im Kindesalter.* Ein 11jähriger Bluter mit unstillbarer Blutung nach einer Schieloperation, die am 6. Tag zu Ohnmacht mit Krämpfen führte, erhielt am 6. Tag das Blut einer jungen Frau. Nach 2 h besserte sich der Zustand entschieden und die Blutung stand.

Von 1824 bis 1863 wurden weltweit 116 T. durchgeführt. Einen gewissen Optimismus verbreitete allerdings Martins Arbeit von 1859 [29]. Im Schrifttum der Jahre 1824 bis 1857 fand er bei 57 „verbluteten Neuentbundenen" 45 „Genesungen" durch die indirekte homologe T. oder Injektion von 2–16 Unzen Blut.

Nach 1860 stiegen die Transfusionszahlen und nach 1870 erlebte auch die heterologe T. von Tier zu Mensch infolge der mannigfaltigen Indikationen wieder Zuspruch, so daß R. von Volkmann 1874 resümierte: „Zur Lammbluttransfusion gehören immer 3 Schafe…".

Obwohl O. Hasse aus Nordhausen 1875 über 16 humane T. ohne Zwischenfälle berichtete, kehrte er wie andere zur Lammbluttransfusion zurück [21].

Die „Lamm-T.-Sucht" ging soweit, daß 1874 auf dem Deutschen Chirurgenkongreß die Friedens- wie Kriegschirurgen großes Interesse an der Lamm-T. zeigten, und schließlich sollte jeder Soldat auf seinem Tornister ein Schaf mit freigelegter Karotis tragen.

Die 3. Periode: nochmalige Verdammung der Transfusion

Nach der insgesamt ungünstigen T.-Gesamtübersicht von Landois 1875 wurde nach 1880 kaum noch transfundiert:

Bei den insgesamt 347 homologen humanen T. waren 150

günstig, 180 ungünstig, 12 zweifelhaft und bei den 129 heterologen T. (Tier – Mensch) 42 als „dauernde Besserung", 62 tödlich oder ohne Besserung und 25 zweifelhaft verlaufen [24].

Nachteil der indirekten homologen T. war die schnelle Blutgerinnung, die die Spritzen verstopfte. (Die Gerinnung galt als Blutvitalitätszeichen und als Zeichen des Zersetzungsbeginns und des sich auflösenden Lebens.)

Zu dieser Zeit kam eine durch zahlreiche Literaturzitate belegbare Diskussion über die Verhinderung der Gerinnung durch Defibrinierung durch Quirlen des Blutes auf.

Stellvertretend dafür wollen wir der T.-Technik von F. v. Esmarch 1877 folgen [15]: Blutentnahme durch Aderlaß – Defibrinierung durch Quirlen – Blutfiltrierung durch ein Leinentuch in eine Art Standzylinder aus Glas, umgeben von einem Wasserbad von 40°C „bis zur Benutzung" nach maximal 24 h – Venae sectio beim Empfänger und Einführung der Kanüle (aus Glas, Silber, Hartkautschuk) – hydrostatische Transfusion aus einem kalibrierten Glaszylinder über einen langen Kautschukschlauch mit Quetschhaken (dabei umfaßt eine Hand einen mit heißem Wasser gefüllten Bluterwärmungsbeutel). Spritzen zur Transfusion hielt Esmarch für „weniger zweckmäßig", u. a. wegen der Gefahr des „Lufteintritts".

Bei Spritzen sei eine „besondere Wichtigkeit", den „Stempel sehr langsam und gleichmäßig wirken zu lassen, damit das rechte Herz nicht überfüllt werde. In 1 Minute soll niemals mehr als 25 g Blut übergeleitet werden" [15]. An der Spritze von O. Hasse ist der Stempel deshalb nur durch eine Schraubenmutter bewegbar. Bei der auch möglichen arteriellen T. empfahl Esmarch bei Kindern die A. brachialis.

Zum „Totengräber" der T. wurde E. v. Bergmann 1883, als er über „Die Schicksale der Transfusion im letzten Dezennium" sprach und erklärte: „Die noch vor nicht 10 Jahren prophezeite neue blutspendende Ära der Medizin ist, insofern sie von der Lammbluttransfusion ihren Ausgang nehmen wollte, bereits im Keim erstickt und schnell zu Grabe getragen worden. Wir müssen uns eben im Können bescheiden, solange wir noch im Wissen zurückstehen" [5].

Aber inzwischen hatten 1879 H. Kronecker und J. Sander die Entdeckung gemacht, daß bei drohender Verblutung von 2 Hunden durch Auffüllung des Gefäßsystems mit physiologischer Kochsalzlösung wertvolle Hilfe geleistet werden konnte, veröffentlicht als nur 22zeilige „Bemerkung..." [23].

Die 4. Periode: Wiedereinführung der Transfusion nach 1914

Ein entscheidender Impuls zur Renaissance der T. ging von der Kriegschirurgie des 1. Weltkrieges aus. Die Einführung des Natriumzitrats als Antikoagulans 1914/15 [22] schuf die Möglichkeit einer zeitverschobenen, also indirekten homologen T. durch die Möglichkeit der Lagerung in Blutbanken; eine Tatsache, die v. a. nach 1945 in großem Umfange der Schaffung nationaler Blutspendedienste zugute kam [19, 20].

Aus der Vorkriegszeit sind uns 1912 von Gorter und Halbertsma T. bei Anämien im Kindesalter überliefert. Von 12 Kindern wurden 11 geheilt, und 1919 empfahl Harriehausen die T. zur Therapie schwerer Säuglingsanämien. Schließlich war es Opitz (aus der Stolteschen Klinik) in Breslau 1922, der durch eigene große Erfahrungen die T. zur Therapie von Anämien im Säuglings- und Kindesalter empfahl.

Nachdem bereits 1925 Testseren zur unerläßlichen Verträglichkeitsvorprüfung von Serum und Erythrozyten handelsmäßig hergestellt wurden und 1928 die biologische Vorprobe eingeführt wurde, bestimmte die deutsche Armee ab 1937 im soldatischen Heimatausbildungsort prophylaktisch obligat die Blutgruppe zum Eintrag auf die Erkennungsmarke und in das Soldbuch. Im 2. Weltkrieg wurde schon gruppen- und rh-faktor-gleiches Blut transfundiert. Im Spanischen Bürgerkrieg 1936–1939 wurde Blut in großem Umfang eingesetzt, durch den Barcelona-Blood-Transfusions-Service über 9000 Liter.

Seit 1937 existierte die erste zivile „Blutbank" in Chicago [18] und 1937–1940 erschienen die ersten Transfusionsfilter. Im Jahre 1940 folgte die Entdeckung des Rh-Systems. Die 1943 eingeführte Zitrat-Glukose-Konservierung erlaubte eine Lagerung von 21 Tagen [28]. 1944 erfolgte erstmals eine sterile Trennung des Plasmas vom Vollblut.

Die 5. Periode nach 1945: Etablierung der Transfusion in der klinischen Medizin, die Transfusionsmedizin

Erfahrungen aus der militärischen Katastrophenmedizin des 2. Weltkrieges beeinflußten nach 1945 landesweite organisatorische und fachliche Bemühungen; z. B. ist der Aufbau ziviler Blutspendedienste auf der Basis freiwilliger und unentgeltlicher Blutspenden zu nennen [19, 20]. In den USA wurde das nationale militärische Blutsammlungssystem zivil nutzbar gemacht.

1947 wurde anstelle der Glasflasche der flexible Plastikbeutel als Blutreservoir eingeführt [3].

1951 berichteten Diamond et al. über 350 homologe T., Austauschtransfusionen bei Erythroblastosis fetalis [9]. 1957 wurde die Zitrat-Phosphat-Glukose-Konservierung eingeführt. Eine 28tägige Lagerung, 21 Tage bei Erythrozytenkonzentraten, wurde möglich. Einige Jahre später wurde noch Adenin der Konservierungslösung zugesetzt. Noch bis ungefähr 1970 wurde hauptsächlich nur Vollblut transfundiert.

Vom in den 50er Jahren entwickelten „Stufenkonzept der Blutverlusttherapie", also der „Hämotherapie nach Maß" mit Elektrolytlösungen, kolloidalen Plasmaersatzlösungen, Erythrozytenkonzentraten bis zum Vollblut, profitierten schließlich alle sich mit Kindern befassenden medizinischen Diziplinen verstärkt in den Folgejahrzehnten.

Mit der Monographie von P. Levine „Blutgruppen, Antigene und Antikörper in ihrer Anwendung bei der Bluttransfusion", 1964 in der 2. Auflage erschienen, war das Fach Transfusionsmedizin entstanden.

Zusammenfassung

Tastende Anfänge der Blutübertragung vor Entdeckung des Blutkreislaufs basierten auf alten gerokomischen Vorstellungen.

Die eigentliche Geschichte der T. beginnt nach der Entdeckung des Blutkreislaufs mit einer Periode episodischer Experimente an Tieren und Menschen um 1650–1668. 1667 wurde die erste erfolgreiche heterologe T. im Kindesalter durchgeführt.

Als „Chirurgia transfusoria" begonnen, wurde die T. nach über 250 Jahren nach 1900 als „Medicina transfusoria" fortgesetzt. Sie etablierte sich erst in den 60er Jahren als Transfusionsmedizin.

In ihrer über 300jährigen Geschichte sind auch im Kindesalter T. durchgeführt worden, allerdings in einer unbedeutend kleinen Zahl, weil in allen Perioden die schon beim Erwachsenen immer wieder auftretenden technischen Schwierigkeiten den Einsatz beim Kind limitierten.

Heute ist die T. beim Kind integraler Bestandteil einer umfassenden medizinischen Therapie.

Literatur (Auswahl)

1. Acton G (1668) Physical reflections upon a letter written by J Denis... to Monsieur de Montmor... concerning a new way of curing sundry diseases by transfusion of blood. London
2. Artelt W (1941) Der Volksglaube als Wegbereiter der Bluttransfusion. Sudhoffs Arch 34: 29–34
3. Ausman RK, Bellamy D (1984) Problems and resolutions in the development of the flexible plastic blood container. Am J Surg 148: 559–561
4. Bartholin T (1673) De transplantatione morborum dissertatio epistolica. Kopenhagen
5. Bergmann E von (1883) Die Schicksale der Transfusion im letzten Dezennium. Rede, gehalten zur Feier des Stiftungstages der militärärztlichen Bildungsanstalten am 02.08.1883. Berlin
6. Blundell J (1829) A successful case of transfusion. Lancet 1: 431
7. Boyle R (1666) Improvement of transfusing blood out of one live animal into another. Philos Trans 1: 385–388
8. Denis JB (1667) Letter to the publishers. Philos Trans 3: 489
9. Diamond LK (1983) Historic perspective on „exchange-transfusion". Vox Sang 45: 333–335
10. Dieffenbach JF (1828) Die Transfusion des Blutes und die Infusion der Arzeneyen in die Blutgefäße, 1. Teil. Berlin
11. Dieffenbach JF (1829) Physiologische Untersuchungen über die Transfusion des Blutes. Berlin
12. Dieffenbach JF (1845) Operative Chirurgie I. 1. Bd: Die Transfusion. Leipzig, S 110–120
13. Elkeles B (1991) Moralische Erwägungen bei der Wiedereinführung der Bluttransfusion im 19. Jahrhundert. Gesnerus 48: 29–42
14. Elsholtz JS (1667) Clysmatica nova, 2. Aufl. Kölln an der Spree
15. Esmarch F von (1877) Handbuch der kriegschirurgischen Technik. Die Transfusion. Hannover, S 165–171
16. Ettmüller M (1668) Chirurgia infusoria. Dissertation, Leipzig

17. Eulenburg A (Hrsg) (1913) Real-Encyclopädie der gesamten Heilkunde, Medizinisch-chirurgisches Handwörterbuch für praktische Ärzte, 4. umgearbeitete Aufl. Bd. XIV: Sterilität des Weibes – Urticaria: Transfusion. Berlin Wien, S 609–611
18. Fantus B (1937) The therapy of the Cook County Hospital. Blood preservation. J Am Med Assoc 109: 128–131
19. Hässig A (1984) 40 Jahre Blutspendedienst des Schweizerischen Roten Kreuzes. Ther Umschau 41: 533–535
20. Hässig A (1991) 50 Jahre Blutspendedienst des Schweizerischen Roten Kreuzes. Schweiz Med Wochenschr 121: 156–159
21. Hasse O (1875) Über Transfusion. Virchows Arch 64: 243–292
22. Hustin A (1914) Principe d'une nouvelle methode de transfusion muqueuse. J Med Bruxelles 12: 436
23. Kronecker H, Sander J (1879) Bemerkung über lebensrettende Transfusion mit anorganischer Salzlösung bei Hunden. Berl Klin Wochenschr 16: 767
24. Landois L (1875) Die Transfusion des Blutes. Leipzig
25. Landsteiner K (1901) Über Agglutinationserscheinungen normalen menschlichen Blutes. Wien Klin Wochenschr 14: 1132–1134
26. Lebenwaldt A v (1681) Sibentes Tractätl/Von deß Teuffels List und Betrug in der Transplantation oder Verpflantzung der Kranckheit. Saltzburg
27. Lower R (1669) Tractatus de corde. Amsterdam
28. Loutit JF, Mollison PL (1943) Advantages of a disodium-citrate-glucosemixture as a blood preservative. BMJ 2: 744–745
29. Martin E (1859) Über die Transfusion bei Blutungen Neuentbundener. Berlin
30. Mercklin GA (1679) De ortu et occasu transfusionis sanguinis. Nürnberg
31. Metzger JD (1792) Skizze einer pragmatischen Literaturgeschichte der Medicin. Königsberg
32. Scheel P (1802/03) Die Transfusion des Blutes und Einsprützung der Arzeneyen in die Adern. Historisch und in Rücksicht auf die praktische Heilkunde bearbeitet. 2 Bde. Kopenhagen
33. Tardy C (1667) Traitte de le'coulement du sang d'un homme dans les venes d'un autre, et de ses utilitez. Paris

Anästhesierelevante Störungen der Hämatopoese

U. Gross-Wieltsch

Was soll ein Pädiater unter dem Thema „Anästhesierelevante Störungen der Hämatopoese" verstehen? Um einen Überblick über hämatologische Störungen, die für Anästhesisten von Bedeutung bei der Durchführung von Narkosen sein könnten, zu erhalten, warf ich einen Blick in die Inhaltsverzeichnisse von Lehrbüchern der Anästhesie, insbesondere in das Inhaltsverzeichnis von Atkinsons „Synopsis of anesthesia" [2]. Dies führte mich zu folgender Übersicht:

- Anämie und Polyzythämie,
- Sichelzellanämie,
- Thalassämie,
- Glukose-6-phosphat-Dehydrogenase-Mangel,
- Sphärozytose, Elliptozytose,
- autoimmunhämolytische Anämien,
- Thrombozytopathien,
- Thrombozytopenien,
- Hämophilien,
- Granulozytopenien;
- Anästhesie und Immunologie.

Anhand einiger Beispiele möchte ich auf einen Teil dieser Erkrankungen eingehen, und zwar auf allgemeine Aspekte der Anämie, spezielle Probleme der Sichelzellanämie und der Thalassämie, Probleme bei Thrombozytopathien und -penien und Granulozytopenien, sowie zuletzt auf die Frage der Beeinflussung des Immunsystems durch Anästhetika.

Allgemeine Überlegungen zum Thema Anämie

Eine Arbeit von Hackmann et al. [9] ging der Frage nach, ob eine Anämie klinisch erkannt wird. Bei 2649 Kindern aus einer chirurgischen Ambulanz waren 0,5 %, also 14 Kinder, anämisch, aber nur 5 waren klinisch als solche erkannt worden. 7 dieser 14 Kinder waren unter 1 Jahr alt, was die präoperative Blutbildkontrolle bei Säuglingen empfehlenswert macht, und bei nur 2 Kindern wurde der operative Eingriff verschoben. 44 Kinder wurden dagegen als falsch-anämisch eingestuft.

Daß eine normovolämische Anämie gut toleriert wird, ist bekannt. Es gibt in der Literatur keine Daten, die belegen, daß die präoperative Therapie milder normovolämischer Anämien die Morbidität und Mortalität des Eingriffs senkt.

Meistens werden elektive Eingriffe verschoben, wenn der Hämoglobinwert unter 10 g % liegt. Die Entscheidung ist jedoch immer individuell zu fällen und auch abhängig davon, ob kardiale oder respiratorische Grunderkrankungen vorliegen, die entsprechende Kompensationsmechanismen zur Aufrechterhaltung des O_2-Transports verhindern.

Zusammenfassend bleibt festzustellen, daß es schwierig sein kann, eine Anämie klinisch zu erkennen, insbesondere wenn es sich um Säuglinge handelt, und daß neben dem Hämoglobinwert weitere Faktoren berücksichtigt werden müssen, um zu entscheiden, ob bei einem bestimmten Hämoglobinwert eine Narkose problemlos durchgeführt werden kann.

Sichelzellanämie

In der nachfolgenden Übersicht ist der postoperative Verlauf eines Kindes mit einer doppelten Heterozygotie für Sichelzell- und β-Thalassämie dargestellt:

Fallbeispiel:	G.G., männlich, 4 Jahre und 2 Monate.
Anamnese:	Thalassaemia minor, Bauchschmerzen.
Klinik:	Vorliegen einer Invagination.
21.10.:	Hb 9,5 g %, hypochrom, mikrozytär.
22.10.:	Op., Hb nach Op. 8,9 g %.
23.10.:	subfebrile Temperaturen, Bauchschmerzen.

25.10.: Nahrungsaufbau.
26.10.: hypovolämischer Schock, Fieber, Hb 4,8 g %.
27.10.: Herz-Kreislauf-Stillstand.
Diagnose: HbS-Thalassämie, Milzsequestration.

Die Operation war aufgrund einer Invagination notfallmäßig erforderlich gewesen und verlief ohne Probleme. Anamnestisch wurde von den Eltern lediglich eine β-Thalassämie angegeben, was die bestehende hypochrome mikrozytäre Anämie erklärte. Am 4. postoperativen Tag kam es bei diesem Patienten zum hypovolämischen Schock mit nachfolgendem Herz-Kreislauf-Stillstand, was rückblickend im Rahmen einer Milzsequestration bei HbS/β-Thalassämie zu deuten war.

Da aufgrund der fehlenden oder verminderten Produktion der β-Ketten des Hämoglobins bei doppelter Heterozygotie für HbS und β-Thalassämie überwiegend HbS gebildet wird (bei diesem Kind lag der Anteil bei 60 %), ist diese Krankheit klinisch wie eine homozygote Sichelzellanämie zu betrachten.

Vermutlich gibt es in Deutschland 200–250 Kinder und Erwachsene mit einer Sichelzellanämie [11], bedingt durch die Tatsache, daß wir einen hohen Ausländeranteil haben, der aus Ländern kommt, in denen das Sichelzellgen vorkommt [4] (Tabelle 1).

Die Ursache der Krankheit ist ein autosomal-rezessiv vererbarer Defekt der β-Globulinkette des Hämoglobins, was zur Bildung von HbS führt (Tabelle 2).

HbS polymerisiert bei Deoxygenierung und lagert sich in gestreckten starren Gebilden aneinander, wodurch der Erythrozyt die typische Sichelzellform annimmt. Die Folge ist eine Störung der Mikrozirkulation durch die nicht mehr verformbaren Erythrozyten, was zur Thrombosierung und Zerstörung dieser Erythrozyten

Tabelle 1. Häufigkeit des Sichelzellgens

	[%]
Südtürkei	20
Griechenland	5–20
Äquatorialafrika	20–30
Arabische Halbinsel	20
Italien	3
USA (Afroamerikaner)	8

Tabelle 2. Gene und Defekte der β-Globulinkette bei der Sichelzellanämie und Thalassämie

	Norm	Sichelzellanämie	HbS-Thalassämie
Gene	AA BB ↓↓ ↓↓	AA B^sB^s ↓↓ ↓↓	AA B^sB^{Th} ↓↓ ↓↓
Ketten	$\alpha_2\alpha_2\ \beta_2\beta_2$	$\alpha_2\alpha_2\ \beta_2^S\beta_2^S$	$\alpha_2\alpha_2\ \beta_2^S X$
Hämoglobin	$\alpha_2\beta_2$	$\alpha_2\beta_2^S$	$\alpha_2\beta_2^S$

führt. Die Klinik ist dementsprechend gekennzeichnet durch eine chronische Hämolyse und Gefäßverschlußkrisen, die zu akuten Schmerzzuständen und Organschädigungen führen:

- vasookklusive Krisen,
- akute Milzsequestration,
- aplastische Krisen.

Der Kliniker kennt das sog. Hand-Fuß-Syndrom, abdominelle Schmerzkrisen, das Thoraxsyndrom, den Priapismus, Osteomyelitiden und Schlaganfälle bei Patienten mit Sichelzellanämie. Gleichzeitig besteht durch die funktionelle Asplenie eine erhöhte Infektionsgefährdung.

Da die Sichelung durch O_2-Mangel, Azidose, Hypothermie, Dehydratation und kapilläre Stase ausgelöst wird, ist dieses Krankheitsbild für den Anästhesisten wichtig, zumal alle diese Bedingungen auch während einer Narkose auftreten können. Eine sorgfältige Überwachung, Vermeidung von Hypoxie, Unterkühlung und Dehydrierung ist ausschlaggebend, um eine Sichelung zu vermeiden.

Eine Sichelung erfolgt durch:

- O_2-Mangel,
- Azidose,
- Hypothermie,
- Dehydratation,
- kapilläre Stase.

Die Senkung des HbS-Anteils auf unter 30 % präoperativ, entweder durch eine Austauschtransfusion oder durch mehrere Vortransfusionen, war bisher noch die allgemeine Empfehlung. Die strengere Indikationsstellung für Bluttransfusionen und Erfahrungen aus

Ländern, in denen präoperative Transfusionen bei Sichelzellpatienten aus technischen Gründen nicht immer möglich sind, haben dieses Vorgehen folgendermaßen relativiert [4]:

- Senkung des HbS-Anteils auf unter 30 % bei schwerkranken, beeinträchtigten Patienten,
- Senkung des HbS-Anteils auf unter 30 % bei Patienten mit bisher komplikationsreichem Verlauf,
- Senkung des HbS-Anteils auf unter 30 % bei größeren Eingriffen an Herz oder Lunge, Eingriffen von über 2 h Dauer, bei ophthalmologischen Eingriffen und Operationen in Blutleere.

Bei jeder Allgemeinnarkose ist jedoch auf eine gute Hydrierung ($3 \ l/m^2/24 \ h$), Oxygenierung und die Vermeidung von Unterkühlung zu achten.

Empfehlenswert ist es, bei Risikogruppen einen Screeningtest durchzuführen, wobei es 2 Methoden gibt:

1. Auslösung der Sichelung durch Zugabe von Natriummethanbisulfat, was im Blutausstrich beurteilt wird.
2. Unlösbarkeit von HbS im deoxygenierten Zustand in wäßriger Lösung (z. B. Sickledex, Fa. Ortho Diagnostic Systems Inc.).

Der 2. Test wird in unserer Klinik angewendet und ist rasch durchzuführen. Falsch-negative Resultate ergeben sich bei Kindern unter 3 Monaten und bei extrem niedrigen Hämoglobinwerten von unter 5 g %. Ferner ermöglichen diese Tests keine Unterscheidung zwischen HbSS und HbAS.

Thalassämie

Bei dieser Erkrankung werden in unterschiedlichem Ausmaß die β-Ketten des Hämoglobins nicht gebildet, was zur Persistenz von HbF und der Bildung von HbA_2 führt. Die Folge ist eine verkürzte Lebensdauer der Erythrozyten bei gleichzeitiger gesteigerter ineffektiver Erythropoese. Die für den Anästhesisten relevanten Probleme sind:

- Schwere Anämie   (5–7 g %),
- Hämosiderose   (Herz, Leber etc.),
- Gesichtsdysmorphien   (schwierige Intubation).

Bei einem unserer Patienten ist es aufgrund der schweren Hämosiderose zu einem Diabetes mellitus und einer Kardiomyopathie gekommen. Eine Splenektomie; wurde durchgeführt, um den Abbau der eigenen Erythrozyten zu vermindern. Damit ist aber eine erhöhte Infektionsgefährdung verbunden.

Störungen der Thrombozyten

Thrombozytopathien

Unter den Thrombozytenfunktionsstörungen, wie zum Beispiel das Bernard-Soulier-Syndrom, das Willebrand-Jürgens-Syndrom, die Thrombasthenia Glanzmann, die sog. „storage pool disease", ist die Thrombasthenia Glanzmann eine seltene autosomal-rezessive Störung der Membranglykoproteine G IIIa/G IIb, die fehlen oder funktionell anormal sind, was zur gestörten Aggregation der aktivierten Thrombozyten führt [19].

Klinisch haben diese Patienten im Kleinkindesalter petechiale Blutungen der Schleimhäute, insbesondere Nasenbluten. Intestinale Blutungen, Menorrhagien und intra- und postpartale Blutungen sind eher selten. Die Diagnose wird durch die Anamnese, normale Thrombozytenzahl, normale Globaltests der plasmatischen Gerinnung und eine verlängerte Blutungszeit gestellt. Die Bestimmung der Blutungszeit wird in unserer Klinik modifiziert nach Ivy mittels eines kommerziellen Testsets (Simplate, Fa. Organon Technika) durchgeführt.

Das nachfolgende Fallbeispiel zeigt den Verlauf der Blutungszeit nach Thrombozytentransfusionen bei einem Patienten mit Thrombasthenia Glanzmann. Bei diesem Patienten war eine Tonsillektomie unumgänglich geworden. Wir haben daher versucht, durch Thrombozytentransfusionen den Anteil funktionstüchtiger Thrombozyten zu erhöhen. Dies war vergeblich, wie die weiter verlängerte Blutungszeit zeigte. Trotzdem kam es zu keiner Blutung, was Zufall sein kann, was aber auch zeigt, daß die individuelle Blutungsneigung schwierig vorherzusagen ist.

Fallbeispiel: S.I., männlich, 6 Jahre, 25 kg.
Anamnese: Thrombasthenia Glanzmann.
Klinik: rezidivierende Tonsilitiden.

Blutungszeit über 20 min:	1 Thrombozytenkonzentrat (Zellseparation).
Blutungszeit über 20 min:	1 Thrombozytenkonzentrat (Zellseparation).
Blutungszeit über 20 min:	1 Thrombozytenkonzentrat (Zellseparation).
Blutungszeit über 20 min:	Op.

Die Blutungszeit selbst ist abhängig von der Zahl der Thrombozyten, wobei bei Thrombzytopenien im Rahmen von Leukämien und aplastischen Anämien die Blutungszeit bei einer Thrombozytenzahl von unter 80000/µl verlängert ist. Bei Thrombzytopenien durch erhöhten Abbau ist die Blutungszeit erst bei Thrombozytenwerten von unter 30000–40000/µl verlängert [16]. Die Blutungszeit ist weiter abhängig von der Intaktheit der Haut bzw. des Bindegewebes, abhängig von Koagulopathien und ebenfalls verlängert bei extremen Anämien [8].

Neben der Schwierigkeit, im Einzelfall das Risiko einer Blutung vorherzusagen, besteht das Problem im Erkennen einer solchen Störung, da es auch bei Normalpersonen leichte Hämatome geben kann, ohne daß eine Thrombozytenfunktionsstörung vorliegen muß. Ferner gibt es keine Screeninguntersuchung, die alle Gerinnungsstörungen ausschließt [19]! Neben der Frage, welche präoperativen Gerinnungstests durchgeführt werden sollen [18], bleibt eine gezielte Anamnese unumgänglich.

Als Therapie bei Thrombozytenfunktionsstörungen werden Thrombozytentransfusionen empfohlen, aber auch DDAVP (Vasopressin) wurde bei angeborenen und erworbenen Aggregationsstörungen erfolgreich angewendet [13].

Thrombozytopenien

Wesentlich häufiger als mit Patienten mit Thrombozytenfunktionsstörungen hat man es mit Patienten mit Thrombozytopenien, und zwar insbesondere in der Pädiatrie mit der idiopathischen thrombozytopenischen Purpura Werlhof oder anderen Immunthrombozytopenien (ITP) zu tun. Die ITP ist eine heterogene Gruppe bezüglich Ätiologie, Pathogenese, Alter und Schweregrad der Erkrankung [10]. Sie ist charakterisiert durch die Zerstörung oder den Abbau der Blutplättchen bei normaler oder erhöhter Produktion im Knochenmark.

Beim M. Werlhof werden die akute postinfektiöse und die chronische Form unterschieden. Die Therapienotwendigkeit bei der akuten Form wurde wegen ihrer hohen spontanen Remissionsrate lange Zeit kontrovers diskutiert. Immerhin traten lebensbedrohliche zerebrale Blutungen bei Thrombozytenzahlen von unter 20000–30000/µl in 1 % der Fälle auf [7,19]. Wenn jedoch eine Operation erforderlich wird, muß die Thrombozytenzahl durch folgende Medikamente und Maßnahmen angehoben werden:

- Kortikoide,
- Immunglobuline,
- Thrombozytentransfusion,
- Notsplenektomie.

Dabei sind es die gleichen Therapieformen, die uns auch bei der akuten Form zur Verfügung stehen und sich dort bewährt haben. Für lebensbedrohliche Blutungen wird die Kombination von hochdosierten Immunglobulinen mit Methylprednisolon empfohlen und zusätzlich die Gabe von Thrombozytenkonzentraten [10]. Dabei wird die immunologische Zerstörung durch Thrombozytentransfusionen nicht intensiviert [7]. Auch eine Splenektomie wird bei Kraniotomien empfohlen [19].

Granulozytopenien

Welche Probleme können für einen Anästhesisten bei Patienten mit Granulozytopenie relevant sein? Diese Erkrankungen sind häufig mit anderen Symptomen kombiniert, so daß man in M. Abels Zusammenstellung über „Anästhesiologische Besonderheiten bei Kindern mit Syndromen und seltenen Erkrankungen" [1] das Stichwort Granulozytopenie unter z.B. Fanconi-Syndrom, Immundefektsyndromen und M. Schwachmann-Syndrom findet. Es findet sich dort der Hinweis, auf strenge Asepsis zu achten, und bei zusätzlicher Lymphopenie bestrahlte Blutkonserven zur Vermeidung einer Graft-versus-host-Reaktion zu verwenden. Der Einfluß von Anästhetika ist fraglich.

Es gibt lediglich eine Fallbeschreibung von Fenner u. Cashman [6], die bei einem 14 Monate alten Jungen mit M. Costman, also einer angeborenen Neutropenie, einen Abfall der Neutrophilenzahl nach Allgemeinnarkose beobachteten, wobei die Autoren den Einfluß der verschiedenen Narkotika diskutieren.

Immunologie und Anästhesie

Im Gegensatz dazu gibt es viele Arbeiten, die sich in vitro und in vivo mit dem Einfluß der Narkose, aber auch der Operation u. a. auf die Funktion von Neutrophilen, Veränderung der Immunglobuline und Veränderung der Lymphozytensubpopulationen beschäftigen [3,12,14,17,20].

Für Impfungen wird z. B. vor Wahleingriffen aus anästhesiologischer Sicht empfohlen, einen bestimmten Zeitabstand einzuhalten. Daß dies nicht nur wegen zu erwartender Impfkomplikationen der Fall ist, zeigt eine Arbeit von Mayr et al. [15].

Sie konnten zeigen, daß bei Hundewelpen, die mit einem Lebendimpfstoff gegen Parvoviren und einem inaktivierten Impfstoff gegen Tollwut unter Narkose geimpft wurden, 10–20 Tage nach Impfung der Anstieg neutralisierender Antikörper gegen Tollwutviren niedriger lag als in der nicht narkotisierten Vergleichsgruppe. Beim inaktivierten Impfstoff gegen Parvoviren bestand dagegen kein Unterschied. Damit dürfte das Risiko eines Impfversagens durch die Narkose mit einem inaktivierten Impfstoff größer sein als mit einem Lebendimpfstoff. Vergleichbare Untersuchungen beim Menschen sind mir allerdings nicht bekannt.

Literatur

1. Abel M (1989) Anästhesiologische Besonderheiten bei Kindern mit Syndromen und seltenen Erkrankungen. Springer, Berlin Heidelberg New York Tokyo
2. Atkinson RS, Rushman GB, Alfred Lee J (eds) (1987) A synopsis of anaesthesia, 10th edn. Wright, Bristol
3. Bardosi L, Bardosi A, Gabius HJ (1992) Changes of expression of

endogenous sugar receptors by polymorphonuclear leukocytes after prolonged anaesthesia and surgery. Can J Anaesth 39: 143–50
4. Dickerhoff R (Hrsg) (1991) Leitfaden für die Betreuung von Sichelzell-Patienten. Johanniter-Kinderklinik, St. Augustin
5. Edwards AE, Smith DE, Williams CP, Ferguson BJM, Gough J, Gemmell LW (1990) Anaesthesia, trauma, stress and leukocyte migration: influence of general anaesthesia and surgery. Eur J Anaesthesiol 7: 185–196
6. Fenner SG, Cashman JN (1991) Anaesthesia and congenital agranulocytosis: Influence of anaesthetic agents on neutrophil numbers in a patient with Kostmann's syndrome. Br J Anaesth 66: 620–624
7. Gaedicke G (1990) Klinik und Therapie der Immunthrombozytopenien des Kindesalters. Prof. Dr. med. G. Gaedicke und Sandoz AG, Nürnberg
8. George JN, Shattil SJ (1991) The clinical importance of acquired abnormalities of platelet function. N Engl J Med 324: 27–39
9. Hackmann T, Steward DJ, Sheps SB (1991) Anemia in pediatric daysurgery patients: prevalence and detection. Anesthesiology 75: 27–31
10. Imbach P (1991) Therapie der Immunthrombozytopenien. In: Tilsner V, Matthias FR (Hrsg) Immunologie und Blutgerinnung. 33. Hamburger Symposium über Blutgerinnung am 15. und 16. Juni 1990. Editiones Roche, Basel
11. Kleihauer E, Kohne E (1991) Krankheitserkennung und Versorgung von Patienten mit angeborenen Hämoglobinopathien. Teil B: Sichelzellkrankheit. Kooperative BMFT-Studie. Universitätskinderklinik, Ulm
12. König UD, König A, Dolle H, Binhold B, Stöckel H (1981) Untersuchungen zur Lymphozytenstimulierbarkeit unter Operation und Anästhesie. In: Haid B, Mitterschiffthaler, G (Hrsg) Anästhesiologie und Intensivmedizin, Zentraleuropäischer Anästhesiekongreß, Bd 3. Springer, Berlin Heidelberg New York, S 221–225
13. Korbinsky NL, Israels ED, Gerrard JM, Cheang MS, Watson CM, Bishop AJ, Schroeder ML (1984) Shortening of bleeding time by 1-deamino-8-d-arginine vasopressin in various bleeding disorders. Lancet 26: 1145–1148
14. Lackner F (1981) Immunologische Aspekte in der postoperativen Phase In: Haid B, Mitterschiffthaler, G (Hrsg) Anästhesiologie und Intensivmedizin, Zentraleuropäischer Anästhesiekongreß, Bd 3. Springer, Berlin Heidelberg New York, S 205–213
15. Mayr B, Honig A, Gutbrod F, Wiedemann C (1990) Untersuchungen über die Wirksamkeit und Unschädlichkeit einer Schutzimpfung gegen Parvovirose bzw. Tollwut bei narkotisierten Hundewelpen. Tierärztl Prax 18: 165–169
16. Montgomery RR, Scott SJ (1993) Hemostasis: Disease of the fluid phase. In: Nathan DG, Oski FA (eds) Hematology of infancy and childhood, 4th edn. Saunders, Philadelphia, pp 1605–1650
17. Navarro M, Lozano R, Roman A, Soria J, Morandeira MJ, Roman J, Salinas JS (1990) Anesthesia and immunsuppression in an experimental model. Eur Surg Res 22: 317–322
18. Rapoport SI, (1983) Preoperative hemostatic evaluation: Which tests, if any? Blood 61: 229–231

19. Schultz Beardsley D (1993) Platelet abnormalities in infancy and childhood. In: Nathan DG, Oski FA (eds) Hematology of infancy and childhood, 4th edn. Saunders Company, Philadelphia, pp 1561–1604
20. Stevenson GW, Hall SC, Rudnick S, Seleny FL, Stevenson HC (1990) The effect of anesthetic agents on the human immune response. Anesthesiology 72: 542–552

Fremdblutsparende Maßnahmen bei Kindern in der Kardiochirurgie

L. Wölfel

Maßnahmen zur Einsparung von Fremdblutkonserven werden in der Kardiochirurgie bei Erwachsenen seit Jahren mit Erfolg angewendet. In den September-/Oktoberheften 1992 der Zeitschrift *Anaesthesiologie und Intensivmedizin* wurden alle üblichen Verfahren, zumindest für die Erwachsenenchirurgie, umfassend dargestellt [13, 14].

Aus den großen Erfahrungen in der allgemeinen Herzchirurgie können für die pädiatrischen Patienten folgende 3 Themengruppen übernommen werden:

- die autologe Transfusion,
- das Management der extrakorporalen Zirkulation und
- die medikamentöse Therapie,

wobei die Anwendbarkeit dieser Methoden begrenzt ist durch das inhomogene Patientengut in der Kinderkardiochirurgie, nämlich beginnend vom Frühgeborenen mit z. T. 600 g Körpergewicht bis hin zum Jugendlichen, der sich in Körpergewicht und Physiologie praktisch nicht mehr vom Erwachsenen unterscheidet.

Relevant ist weiterhin, ob sich für die geplante Operation die Notwendigkeit der extrakorporalen Zirkulation (EKZ) ergibt, oder ob es sich um einen Palliativeingriff ohne Herz-Lungen-Maschine handelt, und ob das zugrundeliegende Krankheitsbild mit oder ohne Zyanose, also mit oder ohne hämodynamischen Rechts-links-Shunt einhergeht.

Autologe Transfusion

Die autologe Transfusion beinhaltet die präoperative Eigenblutspende, die prä- oder intraoperative Plasmapherese, die akute isovolämische Hämodilution und die Methoden des Cellsavings.

Präoperative Eigenblutspende

Prinzipiell ist die Möglichkeit der präoperativen Eigenblutspende auch bei herzchirurgischen Kindern unter Berücksichtigung verschiedener Kriterien gegeben, wenn auch in der Praxis für einen sehr kleinen Kreis unserer Patienten. Der Vollständigkeit halber erwähnt werden sollten die fachunspezifischen Kriterien der Praktikabilität für die Eigenblutspende bei Kindern generell, das Alter des Patienten, wodurch sich sicher die Kooperativität limitieren wird, das Gewicht des Patienten und das sich daraus errechnende Blutvolumen bzw. Abnahmevolumen (eine hygienisch einwandfreie Auftrennung in Plasma und Erythrozytenkonzentrat ist wohl erst ab einer Gesamtabnahmemenge von 150 ml möglich).

Die Gruppe der azyanotischen Vitien, zum großen Teil unkomplizierte Vitien wie Vorhofseptumdefekt oder Ventrikelseptumdefekt, umfaßt ein Patientengut ohne größere hämodynamische oder pulmonale Probleme und somit auch ohne Oxygenierungsprobleme seitens des vorliegenden Herzfehlers (sofern sich noch keine sekundäre pulmonale Hypertonie ausgebildet hat), so daß diese Gruppe, wenn auch unter nichtinvasivem Monitoring und Isovolämie, zur präoperativen Eigenblutspende herangezogen werden könnte.

Problematischer erscheint die Fragestellung, inwieweit auch das Kind mit dem komplexen bzw. zyanotischen Herzfehler zur präoperativen Eigenblutspende ansteht. Durch den vorhandenen Rechts-links-Shunt wird ein zu geringer Anteil des Herzzeitvolumens in der Lunge oxygeniert, es liegt also eine reduzierte O_2-Aufnahme vor. Kompensatorisch werden vermehrt O_2-Träger gebildet, d. h. das Hämoglobin steigt an bzw der Hämatokrit im Blut auf z. T. über 70%, um so eine ausreichende O_2-Transportkapazität zu erhalten [16].

Hier liegt oft auch eine überschießende und physiologisch nicht mehr gerechtfertigte Stimulation der Erythropoese durch Erythropoetin vor, wodurch es zur Bildung von Mikrozyten, also Erythrozyten mit vermindertem Hb-Gehalt, kommt [19]. Bei derartig hohen Hämatokritwerten kann es zum sog. Hyperviskositätssyndrom kommen, bei dem man aus therapeutischen Überlegungen die Hämodilution in Erwägung ziehen kann. Strikte Einhaltung der Isovolämie und entsprechendes Monitoring sind zu fordern, da hier äußerst labile hämodynamische Gegebenheiten vorliegen.

Da zyanotische Vitien heute unter Verwendung der extrakorporalen Zirkulation sehr frühzeitig korrigiert werden, ca. ab einem Körpergewicht von 5 kg, wird das Kind, das aufgrund von Hämatokrit, Körpergewicht, Größe und dementsprechendem Blutvolumen zur präoperativen Eigenblutspende anstünde, uns immer seltener begegnen.

Plasmapherese

Die Möglichkeit der präoperativen oder intraoperativen Plasmapherese, also die Bereitstellung von Plasma, auch von thrombozytenreichem Plasma, ist für die Kinderherzchirurgie durchaus von Interesse, da wir es hier immer wieder mit ausgeprägten postoperativen Blutungsneigungen zu tun haben, denen durch gefrorenes Frischplasma begegnet werden muß. Wäre es autologes Plasma, wäre dies um so attraktiver.

Die Plasmapherese kann sowohl präoperativ als auch intraoperativ durchgeführt werden, wobei hierzu allerdings ein größerer personeller und apparativer Aufwand nötig ist und das Kind ein entsprechendes Gesamtblutvolumen besitzen muß, um 200 ml extrakorporal zirkulierendes Volumen während der Zellseparation zu tolerieren.

Isovolämische Hämodilution

Die isovolämische Hämodilution in der Kinderherzchirurgie spielt eine zentrale Rolle, wenn auch nicht auf die Art und Weise, wie man auf den ersten Blick annehmen möchte [4]. Die Anwendung der extrakorporalen Zirkulation per se stellt von vornherein die nahezu größtmögliche isovolämische Hämodilution für das Kind dar. So verlockend also der Gedanke an die Gewinnung autologer Warmblutkonserven nach Narkoseeinleitung bei Kindern wäre, ist dies in der Herzchirurgie unter extrakorporaler Zirkulation selten mit akzeptablen Hämatokritwerten vereinbar, da die Herz-Lungen-Maschine mit dem sog. „priming volume" (z. B. 1–2 l Ringer-Lösung) vorgefüllt werden muß, und dieses Füllvolumen nach Beginn der EKZ sich mit dem Patientenblutvolumen vermischt, und dieses verdünnt. Bei unseren kleinen Patienten muß meist einer zu starken Blutverdünnung durch die primäre Beigabe einer Fremdblutkonserve zum „priming volume" vorgebeugt werden.

So ist bei Eingriffen mit EKZ der Grad der Hämodilution bzw. die Frage nach dem tolerablen Hämatokritwert die wesentlichste blutsparende Maßnahme [8]. Folgende Extremwerte für Hämoglobin und Hämatokrit während Herzoperationen bei Kindern wurden publiziert:

– 16 % Hämatokrit (Children's Hospital, Buffalo)[7],
– 15 % Hämatokrit (Cardiozentrum, Prag/Hospital for sick children, London)[6],
– 10 % Hämatokrit (Universität Graz)[17],
– 3.5 % g/dl Hämoglobin (Texas Heart Institute, Houston)[5].

Von den oben genannten Autoren angeführte Komplikationen bei Operationen mit derartigen Hämatokrit- bzw. Hämoglobinwerten werden als reversibel beschrieben bzw. nicht im Zusammenhang mit dieser extremen Hämodilution während der extrakorporalen Zirkulation gesehen.

O_2-Schuld durch extreme Hämodilution

Als meßbare Kriterien für eine sich anbahnende O_2-Schuld im Körper aufgrund einer zu niedrigen O_2-Transportkapazität kann die arterielle Blutgasanalyse herangezogen werden [1, 10] mit einer beginnenden Azidose. Ein venöser O_2-Partialdruck unter 35 mm Hg sollte nicht toleriert werden, und eine venöse O_2-Sättigung unter 50 % ist beweisend für eine maximale kompensatorische O_2-Ausschöpfung. Steigende Laktatspiegel weisen auf eine anaerobe Energiegewinnung in der Zelle hin, sind aber als Routineparameter im Operationssaal von untergeordneter Aussagekraft.

Richtwerte

Neben den oben zitierten Extremwerten der Hämodilution sollen hier noch allgemein anerkannte Richtwerte für Hämoglobin- und Hämatokritwerte aufgelistet werden unter Berücksichtigung des durch Temperaturabsenkung und Narkose deutlich reduzierten O_2-Verbrauchs des Organismus während der extrakorporalen Zirkulation [15, 20]:

- Hämatokrit während EKZ: 18–20 %,
- Hämatokrit unmittelbar vor Ende der EKZ: 22–25 %,
- Hämatokrit gegen Ende der Operation: 25–30 %.

Während der ersten 30 min nach der EKZ sollte der Hämatokrit auf ca. 30 % durch weitere Maßnahmen angehoben werden. Ein Hämatokrit von 30 % bietet optimale Voraussetzungen für die Gewebeoxygenierung auf der Grundlage eines niedrigen peripheren Widerstandes bei guter Fließeigenschaft des Blutes [18]. Hier ist auch kurz zu erwähnen, daß sich eine gewisse Hämodilution bei zyanotischen Herzfehlern positiv auf die postoperative Gerinnungssituation auswirkt [10].

Management der extrakorporalen Zirkulation

In die Überlegungen zu den fremdblutsparenden Maßnahmen können Veränderungen im Management der extrakorporalen Zirkulation mit herangezogen werden. Grundproblematik ist wieder die obengenannte Verdünnung des Patientenblutvolumens durch das „priming volume". Eine Miniaturisierung des extrakorporalen Systems (z. B. Schläuche, Oxygenatoren) führt zu einer geringeren Verdünnung des Patientenblutvolumens durch geringeres „priming volume"; hierdurch können Fremdblutkonserven eingespart werden. Mögliche Gefahren – bis hin zur Luftembolie – durch Veränderungen am Aufbau der Herz-Lungen-Maschine, wenn Sicherheitsreserven im Gesamtvolumen unterschritten werden, drohen. Dünnere Schläuche bzw. dünnere Gefäßkanülierungsschläuche beinhalten die Gefahr, daß ein unerwartet notwendiges größeres Herzzeitvolumen bei der EKZ nicht geleistet werden kann.

Veränderungen am Management der extrakorporalen Zirkulation machen Fremdbluteinsparungen möglich, z. T. allerdings auf Kosten der Sicherheitsreserven.

Hämokonzentration

Während und besonders gegen Ende der EKZ kommt es darauf an, den Hämatokritwert wieder anzuheben (s. oben). Um eine Fremdblutgabe evtl. zu vermeiden, stehen 2 Methoden zur Verfügung, das zu Beginn der EKZ verdünnte Volumen wieder zu konzentrieren: durch Abpressen von Plasmawasser durch gängige Hämofilter, die in die EKZ integriert werden, oder durch Herstellung von autologen Erythrozytenkonzentraten mittels Cellsaver unter Verwerfung des Plasmas.

Einfluß des Cellsavers auf die Gerinnung

Wir wollten überprüfen, ob diese – aus der Erwachsenenchirurgie gängige Methode – auch für Kinder anwendbar ist, insbesondere, ob durch den vorhandenen Plasma – und Thrombozytenverlust bei Anwendung des Cellsavers die Gerinnung postoperativ beeinträchtigt wird. Wir verglichen 2 Gruppen mit und ohne Cellsaver (Tabelle 1). Präoperativ waren beide Gruppen ohne statistisch signifikante Unterschiede in Hämatokrit, Thrombozyten, PTZ, PTT und Fibrinogenwerten, postoperativ wurden die beiden Gruppen wiederum verglichen. Es ergaben sich keine statistisch signifikanten Unterschiede in den Gerinnungswerten mit Ausnahme der PTT, wobei die Gruppe mit Cellsaver eine kürzere PTT aufzeigte als die Gruppe ohne Cellsaver, so daß wir sagen können, von seiten der Gerinnungsparameter ist die Anwendung des Cellsavers in der

Tabelle 1. Vergleich von 2 Grupppen mit und ohne Cellsaver

		Hkt [%]	Thrombos [1000 /μc]	PTZ [%]	PTT [s]	TZ [s]	Fibrinogen [mg/dl]
	Präoperativ						
Gruppe	I	42 ± 9,5	359 ± 90	86,3 ± 10,4	37,3 ± 5,9	17 ± 1,7	246,3 ± 74,4
Gruppe	II	45,6 ± 10,3	335 ± 101	88,5 ± 15,7	38,8 ± 4,6	17,7 ± 1,5	257,1 ± 67,7
	Postoperativ						
Gruppe	I	37,9 ± 4,1	101 ± 52	51,5 ± 7,5	44,5 ± 8*	18,3 ± 1,5	139,2 ± 38,2
Gruppe	II	36,7 ± 5,1	116 ± 73	45,2 ± 15,6	53,5 ± 10,5*	18,8 ± 1,8	137,2 ± 51,5

Mittel ± Standardabweichung. *$p < 0.05$ im Verleich zwischen den Gruppen.

Herzchirurgie bei Kindern als durchaus sichere Methode zur Fremdbluteinsparung zu bezeichnen.

Medikamentöse Therapie

Durch medikamentöse Intervention kann übermäßigen Blutungen, die wiederum zu Fremdblutgaben führen würden, vorgebeugt werden. Hier spielt das Aprotinin in der Herzchirurgie eine wesentliche Rolle.

Entsprechend einer Zusammenstellung von Dietrich et al. kann gezeigt werden, daß die hochdosierte Anwendung von Aprotinin blutsparende Effekte bis zu über 80 % bewirkt [2]. Es ist davon auszugehen, daß das Aprotinin die Kontaktaktivierung der Gerinnungskaskade hemmt, die durch das Heparin nicht vollständig unterbrochen werden kann. Aprotinin kann neben Kallikrein auch Plasmin inhibieren und somit in die Fibrinolyse eingreifen [11]. Ein günstiger Einfluß auf die Thrombozytenfunktion wird für Aprotinin diskutiert [2].

In der Kinderkardiochirurgie wird die hochdosierte Aprotinintherapie ebenfalls erfolgreich angewendet; als klinischen Gradmesser für deutlich geringere diffuse Blutungen unter Anwendung von Aprotinin führt Elliot die Thoraxverschlußzeiten bei kardiochirurgischen Eingriffen bei Kindern an, nämlich durchschnittlich 50 min mit Aprotinin und über 2 h ohne Aprotinin [3].

Zusammenfassung

Eine 1992 erschienene Arbeit im *European Journal of Cardiovascular Surgery* zeigt, daß die Anwendung mehrerer fremdblutsparender Maßnahmen eindeutig zur Reduktion von Fremdblutgaben in der Kinderherzchirurgie führte, wobei diese Gruppe noch kein Aprotinin verwendet und auch den Einsatz des Cellsavers erst für die Zukunft plant [6]. Wenn auch in der Praxis meist nur 1 Einheit Fremdblut pro Kind eingesetzt werden kann, reduziert sich doch das Infektionsrisiko um 30–50 % bei einer Gesamtmenge von 2–3 Einheiten pro Operation.

Literatur

1. Brazier J, Cooper N, Maloney JV et al. (1974) The adequacy of myocardial oxygen delivery in acute normovolemic anemia. Surgery 75: 508–516
2. Dietrich W, Barankay A, Hähnel Ch et al. (1992) High-dose Aprotinin in cardiac surgery: Three years' experience in 1.784 patients. J Cardiothorac Anesth 6: 324–327
3. Elliot MJ, Allen A (1990) Aprotinin in paediatric cardiac surgery. Perfusion [Suppl] 5: 73–76
4. Haberkern M, Dangel P (1991) Normovolaemic haemodilution and intraoperative autotransfusion in children: Experience with 30 cases of spinal fusion. Eur J Pediatr Surg 1: 30–35
5. Henling CE, Carmichael MJ, Keats AS et al. (1985) Cardiac operation for congenital heart disease in children of Jehovah's Witnesses. J Thorac Cardiovasc Surg 89: 914–920
6. Honek T, Horváth P, Kucera V et al. (1992) Minimisation of priming volume and blood saving in paediatric cardiac surgery. Eur J Cardiothorac Surg 6: 308–310
7. Kawaguchi A, Bergsland J, Subramanian S (1984) Total bloodless open heart surgery in the pediatric age group. Circulation 70 [Suppl I]:30–37
8. Kawanura M, Minamikawa O, Yokochi H et al. (1980) Safe limit of hemodilution in cardiopulmonary bypass - comparative analysis between cyanotic and acyanotic congenital heart disease. Jpn J Surg 10: 206–211
9. Laks H, Pilon RN, Klovekorn WP et al. (1974) Acute hemodilution: Its effect on hemodynamics and oxygen transport in anesthetized man. Ann Surg 180: 103–109
10. Milam JD, Austin SF, Nihill MR et al. (1985) Use of sufficient hemodilution to prevent coagulopathies following surgical correction of cyanotic heart disease. J Thorac Cardiovasc Surg 89: 623–629
11. Royston D (1992) High-dose Aprotinin therapy: A review of the first five years' experience. J Cardiothorac Anaesth 6: 76–100
12. Saggau W, Späth J, Tanzeem A et al. (1982) Erfahrungen mit dem Haemonetics-Cellsaver in der offenen Herzchirurgie. Anaesth Intensivther Notfallmed 17: 51–57
13. Schirmer U, Ahnefeld FW (1992) Fremdblutsparende Maßnahmen und Volumenersatz in der Herzchirurgie, Teil I. Anaesth Intensivmed 33: 254–257
14. Schirmer U, Ahnefeld FW (1992) Fremdblutsparende Maßnahmen und Volumenersatz in der Herzchirurgie, Teil II. Anaesth Intensivmed 33: 283–289
15. Shibutani K, Komatsu T, Kubal K et al. (1983) Critical level of oxygen delivery in anesthetized man. Crit Care Med 11: 640–643
16. Spiess BD, Sassetti R, CMcCarthy RJ et al. (1992) Autologous blood donation: hemodynamics in a high-risk patient population. Transfusion 32: 17–22
17. Stein JI, Gombotz H, Berger J et al. (1991) Fremdblutfreies Management von Kindern mit angeborenem Herzfehler während der Herzoperation am

cardiopulmonalen Bypass. In: Mempel H, Heim MU (Hrsg) Methoden der perioperativen Eigenbluttransfusion. Demeter, Gräfelfing, S 123–125
18. Sunder-Plassmann L, Klövekorn WP, Meßmer K (1976) Präoperative Hämodilution: Grundlagen, Adaptationsmechanismen und Grenzen klinischer Anwendung. Anaesthesist 25: 124–130
19. Territo MC, Rosove M, Perloff JK (1991) Cyanotic congenital heart disease. In: Perloff JK, Child JS (ed) Congenital heart disease in adults. Saunders, Philadelphia London Toronto, pp 93–103
20. Zander R (1992) Der optimale Bereich der Hämoglobinkonzentration: Physiologie und Klinik. Chirurg Gastroenterol 8: 119–127

Fremdblutsparende Maßnahmen – Juristische Aspekte

E. BIERMANN

Mit einem aufsehenerregenden Urteil von 17. 12. 1991 leitete der BGH eine Grundsatzdiskussion über fremdblutsparende und -ersetzende Verfahren ein, die noch nicht abgeschlossen ist. Die Leitsätze des Urteils lauten:

> Patienten sind immer dann über das Risiko einer Infektion mit Hepatitis und Aids bei der Transfusion von Fremdblut aufzuklären, wenn es für den Arzt ernsthaft in Betracht kommt, daß bei ihnen intra- oder postoperativ eine Bluttransfusion erforderlich werden kann. Darüber hinaus sind solche Patienten auf den Weg der Eigenblutspende als Alternative der Transfusion von fremdem Spenderblut hinzuweisen, soweit für sie diese Möglichkeit besteht.

Das Urteil scheint aus der Sicht des durch die Aids-Diskussion sensibilisierten Patienten überzeugend, es wurde durch medizinisch-fachliche Stellungnahmen, z.B. in den Richtlinien der Bundesärztekammer und des Bundesgesundheitsamtes über die Bluttransfusion [1], und durch medizinisch-fachliche Stellungnahmen, die Eigenblutspende ermögliche die „sicherste und risikoärmste Form der Blutübertragung" [2], vorprogrammiert.

Das Urteil wirft insbesondere 3 Fragenkomplexe auf: Worüber und wie muß der Patient informiert werden? Greift die Rechtsprechung in die ärztliche Therapiefreiheit ein, schreibt sie bestimmte Methoden vor? Welche Folgerungen ergeben sich aus dem Urteil für die Organisation der Patientenbehandlung?

Zur Aufklärungspflicht

Die Forderung, daß über Transfusionen und ihre Risiken aufgeklärt werden muß, ist nicht neu und sie kommt nicht überraschend, findet sie sich doch bereits in der interdisziplinären Vereinbarung des Berufsverbandes Deutscher Anästhesisten und des Berufsverbandes der Deutschen Chirurgen über die Bluttransfusion aus dem Jahre 1989 [3].

Die Ausgangssituation

Um was geht es bei der Aufklärungspflicht allgemein: Eine nahezu 100jährige Rechtsprechung betrachtet jeden ärztlichen Eingriff als tatbestandsmäßige Körperverletzung, die in der Regel nur dann gerechtfertigt ist, wenn der Patient in den Eingriff eingewilligt hat. Der Arzt benötigt für Eingriffe in die Körperintegrität, auch für indizierte und lege artis durchgeführte Heileingriffe, die Einwilligung des Patienten, die mündlich, aber auch stillschweigend, erteilt werden kann. Die Schriftform der Einwilligung ist kein Wirksamkeitserfordernis, sondern wird aus Gründen der Beweissicherung gefordert.

Wirksamkeit der Einwilligung

Die Einwilligung ihrerseits ist nur wirksam, wenn der Patient weiß, um was es bei dem Eingriff geht. Deshalb verpflichtet die Rechtsprechung den Arzt, den Patienten im Rahmen der Eingriffsaufklärung (Selbstbestimmungsaufklärung) über die wesentlichen Umstände des Eingriffs zu informieren. Der Inhalt der Aufklärung ist zwar gesetzlich nicht fixiert, jedoch gibt es hierzu eine Fülle von Rechtsprechungen, die für den Arzt als Richterrecht verbindlich ist. Eine Faustformel der Rechtsprechung verlangt die Aufklärung über die Art und Bedeutung des Eingriffs, seine nachteiligen Folgen, seine Risiken (Risikoaufklärung) und die Information über die ernsthaft in Betracht kommenden Behandlungsalternativen (Alternativaufklärung).

Besonderheiten in der Kinderanästhesie und Kinderchirurgie

Der Grundsatz, daß der Patient in den Heileingriff einwilligt und entsprechend aufzuklären ist, erfährt bei der Behandlung von Kindern Ausnahmen. Für die Einwilligung in eine Heilmaßnahme wird keine Geschäftsfähigkeit im zivilrechtlichen Sinn gefordert, die unbeschränkt erst mit Vollendung des 18. Lebensjahres vorliegt. Die Einsichts- und Urteilsfähigkeit des Patienten ist maßgebend. Bei minderjährigen Patienten kommt es darauf an, ob diese nach ihrer psychosozialen Reife Bedeutung und Tragweite des Eingriffs und die damit verbundenen Risiken ermessen können. Diese Einsichts- und Willensfähigkeit muß der Arzt anders als bei Erwachsenen bei einem Minderjährigen im Einzelfall überprüfen.

Minderjährige können dann selbst über den Eingriff entscheiden, wenn sie imstande sind, Art, Bedeutung, Folgen und mögliche Nebenwirkungen zu verstehen und zur Grundlage ihrer Entscheidung zu machen. Nach einer Faustregel beginnt diese Willensfähigkeit etwa mit dem 14. Lebensjahr [4]. Minderjährige unter 14 Jahren sind nicht, Minderjährige darüber hinaus, insbesondere kurz vor Vollendung des 18. Lebensjahres, regelmäßig schon einwilligungsfähig.

Besitzen Minderjährige, insbesondere Kinder, diese Einsichts- und Willensfähigkeit nicht, müssen anstelle eines nichtwillensfähigen Minderjährigen die Personensorgeberechtigten, im Regelfall die Eltern, entscheiden. Sie sind dementsprechend auch aufzuklären [5]. Bei Zweifeln an der Willensfähigkeit empfiehlt es sich sowohl die Einwilligung des Minderjährigen als auch die der Eltern einzuholen.

Einwilligung beider Eltern?

Operateure, aber auch Anästhesisten, sehen in vielen Fällen vor einem Eingriff nicht beide Elternteile. Dann stellt sich die Frage, ob die Einwilligung des einen Elternteils, das z. B. das Kind in die Klinik begleitet, genügt und ob folgerichtig auch nur ein Elternteil aufzuklären ist. Der Bundesgerichtshof hat dazu in einem Urteil [6] Stellung genommen: Bei alltäglichen, nichtgefährlichen Eingriffen und in Notfällen genügt die Einwilligung des erschienenen Elternteils, weil nach der Lebenserfahrung davon ausgegangen werden kann, daß der erschienene Elternteil berechtigt ist, für den anderen mitzuentscheiden. Bei Eingriffen schwererer Art muß sich der Arzt durch Rückfragen beim erschienenen Elternteil vergewissern, ob dieser im Einverständnis mit dem nichterschienenen Teil handelt; bei schwierigen und weitreichenden Eingriffen muß sich der Arzt darüber hinaus *Gewißheit* von dem Einverständnis des nichterschienenen Elternteils mit seiner Vertretung durch den anderen Elternteil verschaffen. Wie der Arzt diese Gewißheit erlangen soll, verschweigt der Bundesgerichtshof indes.

Sofern das Anästhesieverfahren nicht das eigentliche Risiko des Eingriffs darstellt, ist allerdings zu bedenken: Haben die Eltern in einen operativen Eingriff eingewilligt, so setzen sie das dazu erforderliche Anästhesieverfahren zur Schmerzausschaltung voraus. Hier kann der Anästhesist in der Regel darauf vertrauen, daß der erschienene Elternteil für den anderen mitentscheiden durfte. Gleiches wird gelten für Neben- und Folgemaßnahmen des Eingriffs, also im Regelfall auch für die Bluttransfusion, da der Patient bzw. die Eltern stillschweigend davon ausgehen werden, daß die Ärzte alle erforderlichen Neben- und Folgeeingriffe durchführen werden.

Vorgehen in Eilfällen und bei Mißbrauch des Sorgerechts

Sind die sorgeberechtigten Eltern eines Kindes nicht oder nicht rechtzeitig erreichbar, dann kann der Arzt unter Einschaltung des Vormundschaftsgerichts (Amtsgericht) einen Pfleger bestellen lassen, der anstelle der verhinderten Eltern die Einwilligung erteilt und entsprechend aufzuklären ist. Kann wegen der Dringlichkeit des Eingriffs für einen willensunfähigen Minderjährigen keine vormundschaftsgerichtliche Entscheidung herbeigeführt werden, so kann der Arzt nach den Grundsätzen der Geschäftsführung ohne Auftrag handeln und die Maßnahmen ergreifen, die dem Interesse und dem mutmaßlichen Willen des Patienten entsprechen.

Eine Entscheidung des Vormundschaftsgerichtes ist ebenfalls herbeizuführen, wenn die Eltern eines minderjährigen Patienten erreichbar sind, ihre Entscheidung aber ersichtlich dem objektiven Wohl des Kindes widerspricht. Als Musterbeispiel wird bei der Bluttransfusion die Verweigerung der Einwilligung aus religiösen

Gründen bei Zeugen Jehovas genannt [7]. Während der willensfähige Patient eine vital indizierte Maßnahme für sich selbst ablehnen kann, hat der Personensorgeberechtigte, der für einen anderen entscheiden muß, solche weitgehenden Befugnisse nicht. Er muß sich an dem Wohl der ihm anvertrauten Person orientieren, will er sein Sorgerecht nicht mißbrauchen. Nichts anderes gilt im Falle der Zeugen Jehovas, doch sollte über die Entscheidung der Zeugen Jehovas nicht vorschnell durch eine nur vorgeschobene Dringlichkeit des Eingriffs hinweggegangen werden mit der Folge, daß ihnen zugleich die rechtsstaatlichen Garantien, die mit der Anrufung des Vormundschaftsgerichtes verbunden sind, entzogen werden.

Aufklärungsgrundsätze

Zu Umfang und Intensität der Aufklärung hat die Rechtsprechung insbesondere 2 wichtige Grundsätze herausgearbeitet.

Allgemeine und eingriffsspezifische, typische Risiken

Die Rechtsprechung fordert keine Aufklärung über die allgemeinen Risiken eines Eingriffs. Sie setzt vielmehr voraus, daß jeder Patient diese kennt (z.B. Thrombosen, Infektionen, Embolien).

Um so detaillierter muß nach der Rechtsprechung die Aufklärung über die eingriffsspezifischen, typischen Risiken erfolgen, die dem Patienten unbekannt sind und die ihn, falls sie sich verwirklichen, in seiner Lebensführung nachhaltig und schwerwiegend beeinträchtigen können. Diese Risiken sind nach neuerer Rechtsprechung umfänglich ohne Rücksicht auf eine Risikofrequenz (Komplikationsdichte) darzulegen.

Beschränkung durch die Dringlichkeit des Eingriffs

Eine weitere Einschränkung ist zu beachten: Je notwendiger und dringender der Eingriff ist, desto mehr reduzieren sich die Anforderungen an die Intensität der Aufklärung. Wenn nur noch der sofortige Eingriff eine Rettungschance für den Patienten bietet, kann sich die Risikoaufklärung u. U. auf Null reduzieren.

Einwilligung in die Bluttransfusion

Wenn Bluttransfusionen im Rahmen konservativer Behandlungen oder vor und nach einer Operation als selbständige Eingriffe durchgeführt werden, bedürfen sie wie jeder andere ärztliche Eingriff der Aufklärung und der Einwilligung.

Bei intra- und postoperativen Bluttransfusionen, auch als Neben- bzw. Folgeeingriffe, gilt im Regelfall nichts anderes. Der aus ärztlicher Sicht naheliegende Einwand, in aller Regel könne stillschweigend davon ausgegangen werden, die Einwilligung des Patienten umfasse alle medizinisch indizierten Neben- und Folgeeingriffe, also auch intra- und postoperative Bluttransfusionen (Ausnahmen: Zeugen Jehovas), macht die Aufklärung über diese Maßnahmen nicht entbehrlich. Der Patient, der in einen Eingriff einwilligt, muß wissen, um was es geht. Dabei kann für seine Entscheidung, eine Operation abzulehnen, jedenfalls bei nicht vital indizierten oder dringenden Eingriffen, das Wissen um die Notwendigkeit oder Wahrscheinlichkeit einer Bluttransfusion und deren spezifischen Risiken gehören, dies insbesondere angesichts der Diskussion über Aids. Nichts anderes gilt, wenn anstelle des Patienten gesetzliche Vertreter, bei willensunfähigen Kindern mithin die Personensorgeberechtigten, einwilligen.

Das aktuelle Urteil des BGH

Mit seinem Grundsatzurteil vom 17. 12. 1991 hat sich der BGH zu dieser Aufklärungspflicht über die Risiken der Fremdbluttransfusion und zugleich über die Aufklärung über alternative Maßnahmen, nämlich über fremdblutsparende oder -ersetzende Methoden, im speziellen Fall die Eigenblutspende, geäußert [8].

Zum Sachverhalt

Die klagende Patientin erhielt 1987 bei und nach einer Hysterektomie Bluttransfusionen (Frischplasmakonserven und Erythrozytenkonzentrate). Sie behauptete, durch die Transfusion mit Hepatitis Non-A-non-B und Aids infiziert worden zu sein; sie forderte Schadensersatz mit der Begründung, daß sie über die Fremdbluttransfusion und ihre Risiken sowie über ihre Vermeidung durch die Eigenblutspende hätte aufgeklärt werden müssen.

Feststellung des BGH

Der BGH stellte fest: Der Arzt müsse, wenn eine Bluttransfusion ernsthaft in Betracht komme, den Patienten rechtzeitig vor der Operation über das Risiko einer Infektion mit Hepatitis und Aids bei einer Fremdbluttransfusion aufklären (sog. Risikoaufklärung); wenn anstelle der homologen Transfusion die Möglichkeit einer Eigenblutspende bestehe, müsse der Patient auch darüber aufgeklärt und über die Vorzüge und Nachteile der autologen und der homologen Transfusion informiert werden (sog. Alternativaufklärung).

Daraus folgt, daß fremdblutersetzende und fremdblutsparende Verfahren dem Patienten wegen der spezifischen Risiken der homologen Transfusion dann angeboten werden müssen, wenn sie im konkreten Fall ebenso wirksam sind, aber geringere Risiken aufweisen.

Eingriff in die Methodenfreiheit?

Wenn auch die Rechtsprechung dem Arzt grundsätzlich die Wahl der Therapie vorbehält, so gilt diese Methodenfreiheit nicht unbegrenzt. Sie endet dort, wo ein gleichwirksames Verfahren mit deutlich geringeren Risiken im konkreten Fall ernsthaft als Alternative in Betracht kommt. Als fremdblutsparende bzw. fremdblutersetzende Alternativen zur homologen Transfusion werden die Hämodilution, die maschinelle Autotransfusion, die Plasmapherese und die Eigenblutspende diskutiert, die in den Fällen, in denen diese Methoden nicht mit speziellen Risiken behaftet sind, aufgrund medizinisch-fachlicher Stellungnahmen die sichereren und risikoärmeren Verfahren darstellen [9].

Wenn der BGH in Konsequenz seiner Rechtsprechung darauf hinweist, daß solche Verfahren wegen der spezifischen Risiken der homologen Transfusion dem Patienten angeboten werden müssen und wenn sie im konkreten Fall ebenso wirksam sind, aber geringere Risiken aufweisen, dann betont er deutlich das *Junktim* zwischen der Aufklärung über die Fremdbluttransfusion und der Aufklärung über die fremdblutsparenden bzw. ersetzenden Verfahren: Muß der Patient über das Risiko der Fremdbluttransfusion aufgeklärt werden, weil eine solche ernsthaft in Betracht kommt, dann ist er, Spendetauglichkeit vorausgesetzt, zugleich über die Alternative der Eigenblutspende bzw. über die anderen, im konkreten Fall ernsthaft in Betracht kommenden fremdblutsparenden oder ersetzenden Methoden aufzuklären

Diese Aufklärung wird selbst dann gefordert, wenn die personellen und apparativen Voraussetzungen für solche Methoden im konkreten Krankenhaus nicht zu realisieren sind. Der Patient soll durch die Aufklärung die Möglichkeit erhalten, sich dann für die Durchführung des Eingriffs in einem anderen, besser ausgestatteten Haus entscheiden zu können.

Das Urteil hat somit weitreichende Konsequenzen insbesondere bei elektiven Eingriffen, soweit fremdblutsparende und -ersetzende Methoden indiziert sind.

Kommt es intra- oder postoperativ bei homologer Transfusion zu einem Zwischenfall, der sich durch eine autologe Transfusion hätte vermeiden lassen, so werden sich die für die Transfusion Verantwortlichen rechtfertigen müssen, warum sie von risikoärmeren Möglichkeiten fremdblutsparender Verfahren keinen Gebrauch gemacht haben.

Das Urteil zwingt die leitenden Ärzte und die Krankenhausträger, entsprechende Konsequenzen bezüglich der Aufklärung über die Fremdbluttransfusion, über fremdblutsparende oder -ersetzende Verfahren und deren Organisation zu ziehen, wollen sie sich nicht dem Vorwurf eines Organisationsverschuldens aussetzen.

Wann kommt eine Bluttransfusion ernsthaft in Betracht?

Bei der praktischen Umsetzung des Urteils gibt es eine Reihe von Auslegungsfragen. Das Gericht beantwortet zunächst nicht, bei welchem Grad an Wahrscheinlichkeit eine Bluttransfusion "ernsthaft in Betracht kommt". Zwischen den Eingriffen, bei denen sicher oder doch mit großer Wahrscheinlichkeit Bluttransfusionen benötigt werden (Herz-, Gefäßoperationen), und einer großen Gruppe blutungsarmer Operationen und Bagatelleingriffen, bei denen eine Bluttransfusion nur bei einer Verkettung unglücklicher Umstände erforderlich werden kann, liegt eine große Gruppe von Standardeingriffen, bei denen gelegentlich Blut benötigt wird. Da sich der

Grad an Wahrscheinlichkeit nicht nur von Fachabteilung zu Fachabteilung allein wegen des unterschiedlichen Patientengutes und der erheblichen Bandbreite chirurgischer Methoden und Techniken, sondern auch wegen der "Tagesform" des Operateurs unterscheidet, ist Weißauer zu folgen, der für die Frage, ob bei Operationen eine Bluttransfusion ernsthaft in Betracht kommt, auf eine individuelle "Hausstatistik" – also die konkreten Gegebenheiten vor Ort – abstellt [10].

Nach Weißauer ist zu diskutieren, ob als Näherungswert angenommen werden kann, daß über die Risiken der Fremdbluttransfusion und u.U. über die Alternative Eigenblutspende aufzuklären ist, wenn bei dem beabsichtigten Eingriff in 5% der Fälle Blut benötigt wird. Gemeint sind damit aber nur die Fälle, in denen unvorhergesehen aufgrund besonderer Umstände eine Bluttransfusion erforderlich wurde – nicht einbezogen werden sollen die Fälle, in denen präoperativ aufgrund individueller Besonderheiten schon Blut bereitgestellt wurde.

Weitere Risiken

Wenn es auch vom BGH nicht ausdrücklich angesprochen wurde, so zeigt ein Blick auf die Ziff. 6.1–6.3 der Richtlinien der Bundesärztekammer und des Bundesgesundheitsamtes [1], daß es eine Reihe weiterer transfusions- bzw. immunologisch bedingter Nebenwirkungen und Risiken gibt, über die ebenfalls aufzuklären ist.

Welcher Fachvertreter klärt auf?

Die interdisziplinären Vereinbarungen zwischen Anästhesisten und Operateuren über die Zusammenarbeit bei der operativen Patientenversorgung sehen vor, daß grundsätzlich jeder Fachvertreter den Patienten aus der Sicht seines Fachgebietes über die von ihm durchzuführenden Aufgaben aufklärt; in Risikofällen soll eine gemeinsame Aufklärung erfolgen.

Dies setzt voraus, daß jeder Fachvertreter seine Aufgaben kennt.

Aufgabenverteilung bei der Bluttransfusion

Auf der Basis der die interdisziplinäre Kooperation allgemein tragenden Grundsätze (Grundsatz strikter Arbeitsteilung und Vertrauensgrundsatz) regelt die interdisziplinäre Vereinbarung zwischen dem Berufsverband Deutscher Anästhesisten und dem Berufsverband der Deutschen Chirurgen die Aufgaben bei der Bluttransfusion prä-, intra- und postoperativ [3]. Die wichtigsten Grundsätze sind:

- *Präoperativ* prüfen Anästhesist und Operateur gemeinsam, ob Blut und wieviel Bluteinheiten benötigt werden. Können sie sich nicht einigen, so ist die größere Anzahl Bluteinheiten bereitzustellen.
- *Intraoperativ* entscheidet der Anästhesist, ob und zu welchem Zeitpunkt die Bluttransfusion angezeigt ist und führt sie durch.
- *Postoperativ* bestimmt sich die Zuständigkeit für die Bluttransfusion danach, ob der Patient im Aufwachraum, auf der Intensivstation oder auf der operativen Bettenstation liegt.

Aufklärung

Diese Vereinbarung über die Bluttransfusion sieht weiter vor, daß die präoperative Aufklärung über die Bluttransfusion primär Sache des Operateurs ist. Ihm obliegt so auch die Aufklärung über die Eigenblutspende bzw. die anderen fremdblutsparenden oder -ersetzenden Verfahren, wenn ihre Voraussetzungen im individuellen Fall gegeben sind.

Da nach der interdisziplinären Vereinbarung in zweiter Linie auch der Anästhesist Blut bereitzustellen hat, wenn er es für nötig erachtet, sollte er den Patienten deshalb dann über die Bluttransfusion aufklären, falls eine Frage an den Patienten ergibt, daß dies nicht bereits durch den Operateur geschehen ist. Es ist nicht ausgeschlossen, daß der Anästhesist die Aufklärung über die Bluttransfusion und Eigenblutspende in Absprache mit dem Operateur gänzlich übernimmt.

Aufklärungszeitpunkt

Der BGH hat gleichzeitig betont, daß eine frühzeitige Aufklärung des Patienten vor der Operation erfolgen müsse. Zur Wahrung freier Selbstbestimmung muß dem Patienten eine angemessene Frist zur ruhigen Überlegung eingeräumt werden. Die bisher geltende Faustregel, eine Nacht zwischen Eingriffsaufklärung und Operation genüge, ist nach neuerer Rechtsprechung [11] zumindest bei Wahleingriffen, soweit es um die operative Aufklärung geht, zweifelhaft. Sie dürfte für anästhesiologische Aufklärung indes weiterhin gültig sein, es sei denn, das Anästhesierisiko stelle das eigentliche Eingriffsrisiko dar.

Deshalb sollte der Operateur, der bei der ambulanten Voruntersuchung vor einem Wahleingriff zu dem Ergebnis kommt, daß eine Bluttransfusion und alternativ eine Eigenblutspende in Betracht kommen, den Patienten schon zu diesem Zeitpunkt rechtzeitig vor der stationären Aufnahme aufklären. Erfolgt die Aufklärung erst nach stationärer Aufnahme, etwa bei der Prämedikationsvisite durch den Anästhesisten, dann müßte der Eingriff u.U. verschoben werden, wenn der Patient sich dann für die Eigenblutspende entscheiden sollte. Entscheiden im Bereich der Kinderchirurgie Personensorgeberechtigte anstelle des Patienten, so ist erst recht eine frühzeitige Aufklärung geboten.

Durchführung fremblutsparender Maßnahmen

Bei der Bluttransfusion sind die Anforderungen des Arzneimittelgesetzes (AMG) zu beachten. Eigenblutkonserven ebenso wie z.B. durch Plasmapherese gewonnene Eigenblutkonzentrate sind Arzneimittel im Sinne des § 2 Abs. 1 AMG. Wer Arzneimittel berufsmäßig zur Abgabe an andere herstellen will, bedarf nach § 13 Abs. 1 Satz 1 AMG der Erlaubnis der zuständigen Stelle (Herstellungserlaubnis). Wurde die Eigenblutspende im Krankenhaus von einer Blutbank mit Herstellungserlaubnis nach § 13 AMG abgenommen oder wurden regionale Blutspendedienste mit der Eigenblutherstellung beauftragt, ist die Retransfusion unproblematisch. Dasselbe gilt, falls der die Eigenblutspende abnehmende Arzt mit demjenigen identisch ist, der sie anschließend retransfundiert.

Eine Herstellungserlaubnis ist dann nicht erforderlich, weil eine Abgabe an andere im Sinne des AMG nicht erfolgt, denn diese liegt nur dann vor, wenn die Person, die das Arzneimittel herstellt, eine andere ist, als die, die es anwendet (§ 13 Abs. 1 Satz 3 AMG). Wer die von ihm abgenommenen Eigenblutkonserven bzw. Eigenblutkomponenten anschließend bei seinen Patienten anwendet, bedarf keiner Herstellungserlaubnis, diese Tätigkeit ist lediglich anzeigepflichtig nach § 67 AMG.

Es wird sich im Krankenhausalltag jedoch selten realisieren lassen, daß der das Blut abnehmende Arzt dieses bei der Operation anschließend selbst retransfundiert. Nach der pragmatischen Auslegung des AMG durch Weißauer [12] genügt es im Hinblick auf die umfassende Verantwortung des leitenden Arztes einer Fachabteilung, wenn der Arzt, der die Eigenblutkonserve herstellt, und derjenige, der sie retransfundiert, der gleichen Fachabteilung angehören.

In der genannten interdisziplinären Vereinbarung mit den Operateuren ist zwar die intraoperative Retransfusion geregelt, es ist indes offen geblieben, wem die Abnahme des Eigenblutes obliegt, wenn dieses nicht durch externe Blutspendedienste oder im Haus durch eine Blutbank mit Herstellungserlaubnis hergestellt wird. Da der Anästhesist intraoperativ für die Durchführung der Retransfusion zuständig ist, läßt sich die vom AMG geforderte Personenidentität nur dann wahren, wenn der Anästhesist die Eigenblutkonserve herstellt und sie intraoperativ retransfundiert. Dementsprechend sollte dem Anästhesisten die Eigenblutspende überlassen werden.

Zur Qualifikation des Arztes

Der Patient hat nach der Rechtsprechung Anspruch auf eine Behandlung, die dem Standard eines erfahrenen Facharztes des jeweiligen Fachgebietes entspricht. Jede ärztliche Tätigkeit setzt ausreichende Kenntnisse und Erfahrungen auf dem speziellen Gebiet voraus. Um sich nicht dem Vorwurf des sog. Übernahmeverschuldens mit zivil- und strafrechtlichen Konsequenzen auszusetzen, muß jeder Arzt selbstkritisch überprüfen, ob seine Kenntnisse und Erfahrungen für die von ihm durchzuführenden

Maßnahmen ausreichend sind. Die Richtlinien zum Inhalt der Weiterbildung für den Anästhesisten sehen nur Vermittlung, Erwerb und Nachweis eingehender Kenntnisse und Erfahrungen im Bluttransfusionswesen vor, ohne die persönliche Qualifikation näher zu definieren. Hierzu haben die Deutsche Gesellschaft für Transfusionsmedizin und Immunhämatologie und die Deutsche Gesellschaft für Anästhesiologie und Intensivmedizin eine gemeinsame Empfehlung zur Weiter- und Fortbildung des Anästhesisten im Transfusionswesen erarbeitet, die die Qualifikationsanforderungen abhängig vom jeweiligen Aufgabenbereich des Arztes festschreibt [13].

Konsequenzen des BGH-Urteils

Da die vom BGH entwickelten Grundsätze für alle verbindlich sind, hat sich die Situation mit diesem Urteil für Ärzte und Krankenhausträger erheblich verschärft. In Zukunft werden sie sich nicht darauf berufen können, die Problematik fremdblutsparender bzw. -ersetzender Methoden sei ihnen unbekannt gewesen, oder sie besäßen nicht die erforderlichen personellen und räumlich-apparativen Voraussetzungen zu ihrer Durchführung. So zwingt das Urteil Krankenhausträger, Anästhesisten und Operateure, Konsequenzen sowohl hinsichtlich der Aufklärung über die Bluttransfusion als auch über die Realisierung der Eigenblutspende und der anderen blutsparenden bzw. -ersetzenden Methoden zu ziehen. Es gibt auf der anderen Seite den Beteiligten auch den notwendigen rechtlichen Rückhalt, die erforderlichen organisatorischen Maßnahmen durchzusetzen.

Kritischer Ausblick

Ob indes mit der sich in diesem Urteil weiter verdeutlichenden Tendenz der Rechtsprechung, eine Aufklärung über alle Neben- und Folgeeingriffe zu fordern, das Auffassungsvermögen des Patienten nicht bei weitem überfordert wird, soll hier nur angedeutet werden: Es besteht die Gefahr, daß die Überfrachtung mit Informationen nicht nur im Ergebnis einen ähnlichen Effekt wie gar keine Aufklärung aufweisen wird, sondern im Gegenteil sogar eher kontraproduktiv sein kann, weil sie den Patienten nicht zu einer Entscheidung in freier Selbstbestimmung verhilft, sondern ihn verwirrt und ihn in unnötige Angst versetzt.

Literatur

1. Richtlinien zur Blutgruppenbestimmung und Bluttransfusion (1992) aufgestellt vom Wissenschaftlichen Beirat der Bundesärztekammer und vom Bundesgesundheitsamt, überarbeitete Fassung 1991, Köln
2. Ergänzende Empfehlungen zu den Richtlinien zur Blutgruppenbestimmung und Bluttransfusion der Bundesärztekammer über Eigenblutspende und Eigenbluttranfusion (1988); gemeinsame Erklärung der Deutschen Gesellschaft für Transfusionmedizin und Immunhämatologie, der Deutschen Gesellschaft für Anästhesiologie und Intensivmedizin, der Deutschen Gesellschaft für Chirurgie, des Berufsverbandes Deutscher Anästhesisten und des Berufsverbandes der Deutschen Chirurgen. Anästh Intensivmed 29: 91–92
3. Vereinbarung über die Zusammenarbeit bei der Bluttransfusion (1989) Anästh Intensivmed 30: 375; mit Kommentar von W. Weißauer, Anästh Intensivmed 30: 376–378
4. Weißauer W (1982) Eingriffsaufklärung im Kinderkrankenhaus. Kinderarzt 13: 437
5. Biermann E (1991) Aufklärung in der Kinderanästhesie und Kinderchirurgie. In: Kretz F-J, Schier F (Hrsg) Das Kind im Spannungsfeld zwischen Anästhesie und Chirurgie. Springer, Berlin Heidelberg New York Tokyo, S 43–53
6. BGH NJW 1988, 2946
7. Weißauer W (1992) Aktuelle rechtliche Fragen in der Transfusionsmedizin–Arbeitsteilung, Eigenblutspende, Verweigerung der Einwilligung, Aufklärung. Anästh Intensivmed 33: 15–20
8. BGHZ 114, 284 = VersR 1992, 314 = NJW 1992, 743; kritisch dazu Opderbecke HW Weißauer W(1992) Die präoperative Patientenaufklärung über Transfusionsrisiken – medico-legale Überlegungen zu einer BGH-Entscheidung, MedR 307–313
9. Ahnefeld FW et al. (1992) Fremdblutsparende Methoden in der operativen Medizin – Ergebnis einer Konsensuskonferenz, Teil I und II. Anästh Intensivmed 33: 161 ff, 200 ff
10. Weißauer W (1992) Konsequenzen aus dem Urteil VI ZR 40/91 vom 17. 12. 1991. In: Martin E et al. (Hrsg) Autologe Bluttranfusion – juristische und medizinische Aspekte. Kaden, Heidelberg, S. 20–35; derselbe (1993) Fremdblutsparende Methoden – rechtliche Situation. In: Ahnefeld FW et al.

(Hrsg) Fremdblutsparende Methoden. Springer, Berlin Heidelberg New York Tokyo
11. BGH NJW 1992, 2351
12. Weißauer W (1989) Herstellungserlaubnis für Eigenblutspenden? Anästh Intensivmed 29: 328
13. Weiter- und Fortbildung des Anästhesisten in der Transfusionsmedizin (1989) Anästh Intensivmed 30: 374

Kritische Hämoglobinwerte im Kindesalter – Wie niedrig darf das Hämoglobin in welcher Altersstufe sein?

O. Linderkamp

Altersabhängige Änderungen der Hämoglobinkonzentration

Während der Fetalzeit steigt die Hämoglobinkonzentration von 9 g/dl in der 11. Woche auf 14–15 g/dl in der 23.–25. Schwangerschaftswoche an. In der 32.–36. Woche wird die Hämoglobinkonzentration reifer Neugeborener von 16,5 g/dl (Hämatokrit 50%) erreicht. Diese unmittelbar nach der Geburt im Nabelblut bestimmten Werte ändern sich allerdings in kurzer Zeit, wenn das Neugeborene während der Geburt eine Plazentatransfusion erhalten hat [11]. Nach später Abnabelung steigt das Blutvolumen im Mittel um 50%, der Hämatokrit auf 63% [13]. Durchblutungsstörungen drohen dem Neugeborenen, wenn der Hämatokrit über 67% steigt, so daß eine Hämodilution indiziert ist. Nach rascher Abnabelung sinkt der Hämatokrit auf 45%.

Bei reifen Neugeborenen geht die erythropoetische Aktivität im Verlauf der 1. Woche nach der Geburt erheblich zurück. Die Retikulozyten fallen um 80%, die tägliche Hämoglobinproduktion um 90% [14]. Die resultierende Abnahme der Hämoglobinkonzentration von etwa 17 g/dl bei der Geburt auf 11,5 g/dl im Alter von 6 Wochen bei gesunden reifen Neugeborenen läßt sich mit der besseren O_2-Versorgung und der Abnahme der O_2-Affinität des Hämoglobins erklären [21, 24, 30]. Außerdem scheint ein altersabhängiges Regulationssystem der Erythropoese zu bestehen. Hierfür spricht, daß die erythropoetischen Zellen in den ersten Wochen unabhängig vom O_2-Bedarf weniger auf Erythropoetin ansprechen [7] und daß auch bei Säuglingen mit angeborenen zyanotischen Herzfehlern trotz schwerer Hypoxämie die Hämoglobinkonzentration in den ersten Wochen absinkt [29].

Tabelle 1. Normale und kritische O_2-Transportparameter

	Frühgeborene 1000-1500 g	Reife Neugeborene	Säuglinge	Kinder 2-5 Jahre	Erwachsene
$\dot{V}O_2$ [ml/min/kg]	10	9	8	6	3,5
HZV [ml/min/kg]					
normal	250	225	200	135	70
kritisch	300	270	300	335	140
$AVDO_2$ [ml/dl]					
normal	4	4	4	4,5	5
kritisch	3,3	3,3	2,7	2,5	2,5
S_aO_2 [%]	96	95	93	95	95
P_aO_2 [mm Hg]	60	60	70	85	95
$S_{\bar{v}}O_2$ [%]					
normal[a]	76	77	68	70	70
kritisch	71	67	63	57	58
$P_{\bar{v}}O_2$ [mm Hg]					
normal	30	32	39	39	38
kritisch	27	27	35	32	32
Hb [g/dl]					
normal	15	17	12	13	15
kritisch[a]	10	9	5	5	5

[a] Berechnet aus der Fickschen Gleichung: $Hb = (\dot{V}O_2/HZV) / [(S_aO_2 - S_{\bar{v}}O_2) \cdot 1,34] \cdot 10\,000$

$AVDO_2$ arteriovenöse O_2-Differenz ($\dot{V}O_2$/HZV)
HZV Herzzeitvolumen
P_aO_2 arterieller O_2-Druck
$P_{\bar{v}}O_2$ gemischtvenöser O_2-Druck
S_aO_2 arterielle O_2-Sättigung
$S_{\bar{v}}O_2$ gemischtvenöse O_2-Sättigung
$\dot{V}O_2$ O_2-Verbrauch
1,34 Hüfner-Index

Bei gesunden Kindern beträgt die Hämoglobinkonzentration vom 4. Monat bis zum Ende des 2. Lebensjahres 12 g/dl, vom 3.–10. Jahr 13 g/dl, um nach der Pubertät die Werte Erwachsener (Frauen 14 g/dl, Männer 16 g/dl) zu erreichen [14, 21] (Tabelle 1).

Wichtige Ursachen von Anämien im Kindesalter

Bei Frühgeborenen fällt die Hämoglobinkonzentration in den ersten Wochen um so tiefer ab, je unreifer das Kind bei der

Geburt war (Abb. 1) [8, 19, 20, 24, 26, 27, 32]. Ausreichende Substitution von Eisen und Vitaminen, die für die Erythropoese (Vitamin E, B_{12}, Folsäure) und Vermeidung von Hämolyse (Vitamin E) wichtig sind, verhindert die Suppression der Erythropoese Frühgeborener nicht. Auch die Abnahme der O_2-Affinität des Hämoglobins ist bei Frühgeborenen nicht ausgeprägter als bei reifen Neugeborenen [24, 25]. Der O_2-Bedarf Frühgeborener ist sogar erhöht. Die Drosselung der Erythropoese scheint somit autonom und unabhängig vom Bedarf zu sein. Neuere Untersuchungen sprechen dafür, daß die Reduktion der Erythropoese bei Frühgeborenen auf eine verminderte Erythropoetin-

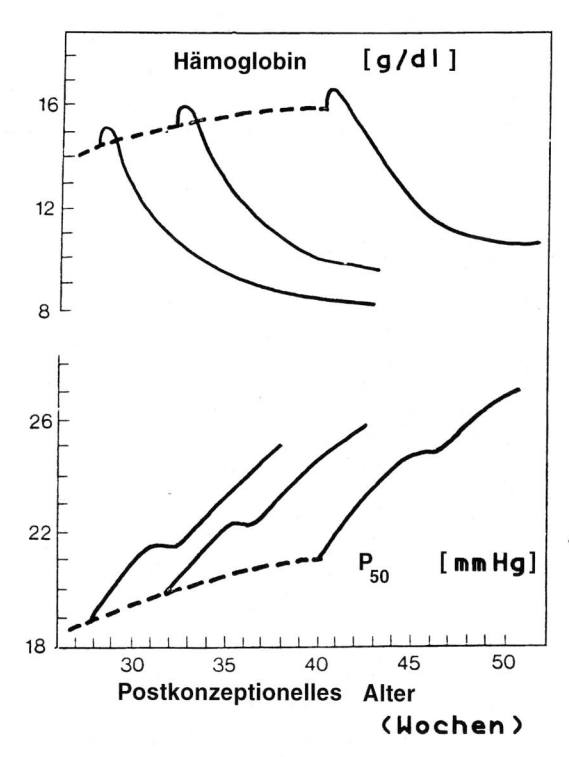

Abb. 1. Intrauteriner (gestrichelt) und postnataler Verlauf der Hämoglobinkonzentration und des P_{50} (O_2-Druck bei einer O_2-Sättigung von 50 %) von Frühgeborenen mit Gestationsaltern von 28 bzw. 32 Wochen und von reifen Neugeborenen. Der Anstieg des P_{50} erfolgt bei allen Gruppen ähnlich steil, während die Hämoglobinkonzentration um so stärker abfällt, je unreifer die Kinder bei der Geburt waren. (Nach Riegel u. Versmold [25])

produktion und eine herabgesetzte Ansprechbarkeit der erythropoetischen Zellen auf Erythropoetin beruht [7, 19, 20, 26].

Mehr als 50 % der Transfusionen, die im Kindesalter verabreicht werden, erhalten Frühgeborene. Viele sehr kleine Frühgeborene mit Geburtsgewichten unter 1250 g zeigen unmittelbar nach der Geburt einen ausgeprägten Volumenmangel, der das Risiko zur Entwicklung eines schweren Atemnotsyndroms, zu Hirnblutungen und Tod wesentlich erhöht [11]. Hypotension oder Anämie unmittelbar nach der Geburt eines sehr kleinen Frühgeborenen erfordern daher eine Notfalltransfusion. Möglicherweise läßt sich der Volumenmangel durch späte Abnabelung und Bluttransfer von der Plazenta zum Kind [8] oder durch Gewinnung von fetalem Plazentablut für eine spätere Eigenbluttransfusion [1] vermeiden. Die zur Überwachung intensiv behandelter Frühgeborener erforderlichen Blutentnahmen führen bei dem geringen Blutvolumen rasch zur Hypovolämie und Anämie. Bei einem Blutvolumen von etwa 80 ml/kg [11] wird Frühgeborenen mit Geburtsgewichten unter 1000 g in wenigen Tagen die Hälfte des zirkulierenden Blutes für diagnostische Zwecke entnommen [19], das laufend durch Transfusionen ersetzt werden muß. Auch die auf 60 Tage verkürzte Lebenszeit neonataler Erythrozyten [3] (bei gesunden Kindern und Erwachsenen ca. 120 Tage) trägt zur Entstehung von Anämien bei.

Bei reifen Neugeborenen sind Anämien selten [10]. Die moderne schonende Geburtshilfe vermeidet Verletzungen des Kindes; eine vorzeitige Plazentalösung läßt sich meist frühzeitig durch Ultraschall erkennen. Anämien wegen Rhesus-Inkompatibilität sind ebenfalls dank der Vitamin-D-Prophylaxe rhesus-negativer Mütter selten geworden.

Regelmäßige Transfusionen sind bei Kindern mit Thalassaemia major und anderen schweren hämolytischen Anämien notwendig, um eine möglichst ungestörte Entwicklung zu erreichen [4]. Kinder mit Leukämien benötigen in der Phase schwerer Knochenmark-Hypoplasie Transfusionen von Erythrozyten, Thrombozyten und Granulozyten [33]. Chronisch kranke Kinder entwickeln häufig schwere Anämien. Hier sind insbesondere Patienten mit chronischer Niereninsuffizienz zu nennen [17], deren Anämie sich neuerdings durch regelmäßige Injektionen von gentechnologisch hergestelltem Erythropoetin mildern läßt [2].

Die stetige Zunahme schwerer Verkehrsunfälle von Kindern in den alten und neuen Ländern Deutschlands hat dazu geführt, daß

Verkehrsunfälle die wichtigste Todesursache von Kindern über 1 Jahr und Jugendlichen geworden sind [28]. Die Zunahme schwerer Verletzungen, die überlebt werden, läßt den Verkehrsunfall auch zu einer der häufigsten Transfusionsindikationen im Kindesalter werden.

Parameter des O_2-Transports

Der O_2-Transport von der Lunge zu den Geweben hängt von zahlreichen Parametern (arterielle O_2-Sättigung, Hämoglobinkonzentration, Herzzeitvolumen, O_2-Affinität des Hämoglobins, Diffusion des Sauerstoffs, gemischtvenöse O_2-Sättigung, O_2-Verbrauch) ab [6, 15, 16], von denen in der Praxis allerdings nur wenige Paramaeter direkt bei Kindern meßbar sind. Weiter kompliziert wird die Bestimmung des O_2-Transports dadurch, daß sich die O_2-Transportparameter während der Kindheit erheblich ändern (Tabelle 1).

Der O_2-Transport von der Außenluft in das arterielle Blut hängt von der Ventilation, der O_2-Diffusion in die Lungenkapillaren und von intra- und extrapulmonalen Rechts-links-Kurzschlüssen ab. Der O_2-Transport von den Lungenvenen zu den Kapillaren wird von der arteriellen O_2-Sättigung, der Hämoglobinkonzentration und dem Herzzeitvolumen (genauer dem Blutfluß zu den einzelnen Organen) bestimmt. Der O_2-Transport vom Hämoglobin zu den Gewebezellen hängt von der O_2-Affinität des Hämoglobins und der O_2-Diffusion vom Hämoglobin zu den Mitochondrien der Zellen ab. Die gemischtvenöse O_2-Sättigung läßt auf die Relation von O_2-Angebot und O_2-Extraktion schließen. Ein mangelhaftes O_2-Angebot und ein erhöhter O_2-Bedarf lassen die gemischt venöse O_2-Sättigung absinken. Bei ungleichmäßiger Durchblutung der Kapillaren (Verteilungsschock bei Sepsis) kann die gemischtvenöse O_2-Sättigung jedoch trotz unzureichender O_2-Versorgung ansteigen.

Die Ficksche Gleichung faßt die O_2-Transportgrößen – O_2-Verbrauch ($\dot{V}O_2$), Herzzeitvolumen (HZV), Hämoglobinkonzentration (Hb), arterielle (S_aO_2) und gemischtvenöse ($S_{\bar{v}}O_2$) O_2-Sättigung -zusammen:

$$\dot{V}O_2/HZV = (S_aO_2 - S_vO_2) \cdot Hb \cdot 1,34 \ .$$

Der Quotient $\dot{V}O_2/HZV$ ergibt die arteriovenöse O_2-Differenz, das Produkt Hb·1,34 die O_2-Kapazität des Blutes. $\dot{V}O_2$ und HZV sind zwar für wissenschaftliche Fragestellungen meßbar, nicht aber in der klinischen Routine. Außerdem variieren sie erheblich in Abhängigkeit vom Aktivitätszustand etc. Der Quotient $\dot{V}O_2/HZV$ ändert sich dagegen relativ wenig (Tabelle 1). Die Literaturangaben des Hüfner-Index variieren zwischen 1,34 bis 1,39 [15, 25] Die $S_{\bar{v}}O_2$ läßt sich zuverlässig nur bei Gewinnung von Blut aus der A. pulmonalis bestimmen und wird deshalb meist aus der Fickschen Gleichung berechnet. Die kritische (d. h. die geringste akzeptable) Hämoglobinkonzentration wird ebenfalls bei Kenntnis der übrigen Parameter aus dieser Gleichung errechnet:

$$Hb = \dot{V}O_2/[HZV \cdot (S_aO_2 - S_{\bar{v}}O_2) \cdot 1.34] \ .$$

Parameter des O_2-Transports bei Neugeborenen, Säuglingen und Kindern

Tabelle 1 zeigt die in der Fickschen Gleichung enthaltenen Parameter von Frühgeborenen, reifen Neugeborenen, Kindern und Erwachsenen.

O_2-Verbrauch und Herzzeitvolumen. Der O_2-Verbrauch des Feten beträgt etwa 4ml/min/kg und verdoppelt sich nach der Geburt. O_2-Verbrauch und Herzzeitvolumen (in ml/min/kg) nehmen während der Entwicklung parallel ab [15, 21, 31] (Tabelle 1). O_2-Verbrauch und Herzzeitvolumen hängen wesentlich von der Außentemperatur, der Aktivität und der Nahrungsaufnahme ab, so daß die in Tabelle 1 angegebenen Normalwerte nur eingeschränkt gültig sind. Der in die Ficksche Gleichung eingehende Quotient aus O_2-Verbrauch und Herzzeitvolumen, d.h. die arteriovenöse O_2-Differenz, ist allerdings relativ konstant.

Frühgeborene und reife Neugeborene können das Herzzeitvolumen über längere Zeit nur um 20 % steigern, während herzgesunde Erwachsene das Herzzeitvolumen verdoppeln können [15]. Die geringere kardiale Reserve Neugeborener beruht auf dem relativ hohen Ruheschlagvolumen; das Herzzeitvolumen wird v. a. durch den Anstieg der Herzfrequenz erhöht. Eine Anämie wird daher von

Neugeborenen nur unzureichend durch Vermehrung des Herzzeitvolumens kompensiert [9, 18].

O_2-Sättigung und O_2-Bindung. Die arterielle O_2-Sättigung beträgt bei gesunden Neugeborenen, Kindern und Erwachsenen etwa 95 %. Die gemischtvenöse O_2-Sättigung liegt bei Neugeborenen mit etwa 76 % höher als bei Säuglingen, Kindern und Erwachsenen (70 %), obgleich der gemischtvenöse O_2-Druck bei Neugeborenen geringer ist. Dies resultiert aus der erhöhten O_2-Affinität des Hämoglobins Neugeborener. Das heißt, der Sauerstoff wird besser gebunden, aber auch schwerer abgegeben; die O_2-Bindungskurve ist nach links verschoben (Abb. 2). Die Linksverschiebung der Bindungskurve Neugeborener beruht auf dem hohen Anteil von fetalem Hämoglobin und dem geringen Gehalt der Erythrozyten an 2,3-Diphosphoglycerat [24, 25, 29, 30].

Abbildung 2 zeigt, daß die Abnahme des O_2-Drucks von 65 auf 35 mm/Hg bei Erwachsenen zu einer Entsättigung des Hämoglo-

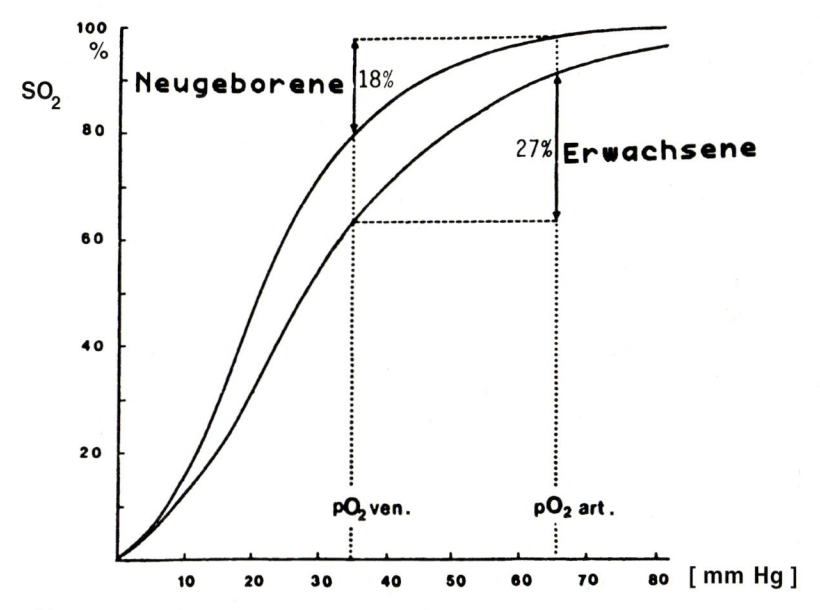

Abb. 2. O_2-Sättigung (SO_2) aufgetragen gegen den O_2-Druck (pO_2). Die O_2-Bindungskurve Neugeborener ist nach links verschoben; die O_2-Affinität ist erhöht, der P_{50} (O_2-Druck bei einer O_2-Sättigung von 50 %) vermindert. Bei einem venösen O_2-Druck von 35 mm Hg werden bei Erwachsenen 27 %, bei Neugeborenen nur 18 % des Hämoglobins entsättigt. (Nach Versmold et al. [30])

Tabelle 2. Beziehung von O_2-Sättigung (SO_2) zum O_2-Druck (pO_2). Werte der reifen und unreifen Neugeborenen bei der Geburt

	Frühgeborene 1000-1500 g	Reife Neugeborene	Kinder, Erwachsene
SO_2 (P_{50})	50 %	50 %	50 %
pO_2	18 mmHg	20 mmHg	28 mmHg
SO_2	85 %	82 %	65 %
pO_2	36 mmHg	36 mmHg	36 mmHg
SO_2	65 %	65 %	65 %
pO_2	25 mmHg	27 mmHg	36 mmHg
SO_2	65 %	63 %	43 %
pO_2	25 mmHg	25 mmHg	25 mmHg

bins um 27 % führt, während sie bei reifen Neugeborenen nur 18 % beträgt. Von einigen Autoren [32] wird angenommen, daß der gemischtvenöse O_2-Druck bei Frühgeborenen, reifen Neugeborenen und Erwachsenen etwa 35–40 mm/Hg beträgt, Abb. 2 also die tatsächlichen Verhältnisse widerspiegelt. Anhand von Tabelle 2 soll erläutert werden, daß diese Annahme falsch sein muß. Der O_2-Druck bei einer O_2-Sättigung von 50 % (der sog. P_{50}) ist um so geringer, je unreifer das Neugeborene ist. Er charakterisiert die Lage der O_2-Bindungskurve (Abb. 2). Bei einem O_2-Druck von 36 mm/Hg beträgt die O_2-Sättigung des Hämoglobins bei gesunden Kindern und Erwachsenen 65 %, bei reifen Neugeborenen 82 % und bei Frühgeborenen 85 %. Bei einem gemischt-venösen O_2-Druck von 36 mm Hg könnten Frühgeborene somit ihr Hämoglobin nur von 95 % auf 85 % entsättigen. Riegel [21] hat bereits 1965 gezeigt, daß der gemischtvenöse O_2-Druck um so geringer ist, je unreifer das Neugeborene, d.h. je höher die O_2-Affinität ist. Dies gilt nach den Untersuchungen von Wenner auch für das Gehirn [34]. Unklar ist, wie niedrig der zur ausreichenden Versorgung der Gewebe erforderliche minimale O_2-Druck bei Neugeborenen und Kindern sein darf. Intrauterin scheint dieser Grenzwert für das Gehirn 20 mm Hg zu betragen [34].

Kritische Hämoglobinkonzentrationen. Werden die maximalen Werte des Herzzeitvolumens und die minimalen ("kritischen") Werte der gemischt-venösen O_2-Sättigung in die Ficksche Gleichung eingesetzt, so ergibt sich für Säuglinge, Kinder und

Erwachsene eine kritische Hämoglobinkonzentration von etwa 5 g/dl, während sie bei Frühgeborenen 10 g/dl und bei reifen Neugeborenen 9 g/dl beträgt (Tabelle 1). Da diese kritischen Werte nicht unterschritten werden dürfen, liegen die niedrigsten akzeptablen Hämoglobinkonzentrationen um 2 g/dl über den kritischen Werten (Tabelle 3). Die erheblichen Unterschiede der kritischen Hämoglobingrenzen zwischen Neugeborenen und Erwachsenen wurden durch Untersuchungen des O_2-Transports *in vivo* bestätigt [9, 16, 18].

Bei reifen und unreifen Neugeborenen nimmt die O_2-Affinität des Hämoglobins in den ersten beiden Monaten stetig bis auf die Werte Erwachsener ab [21, 24, 25, 29]. Dies beruht überwiegend auf der raschen Zunahme der intraerythrozytären 2,3-Diphosphoglyceratkonzentration, daneben auf der langsamen Reduktion des Hämoglobin F. Aus dem Anstieg des P_{50} (Abb. 1) läßt sich errechnen, daß die Hämoglobinkonzentration nach der Geburt wöchentlich um 1 g/dl absinken kann, ohne daß sich die O_2-Abgabekapazität an die Gewebe ändert. Tatsächlich sinkt bei reifen Neugeborenen die mittlere Hämoglobinkonzentration in den ersten 6 Wochen von 17 auf 11 g/dl ab. Da der P_{50} bei Frühgeborenen in den ersten Wochen ähnlich zunimmt wie bei reifen Neugeborenen (Abb. 1), kann auch bei Frühgeborenen die Hämoglobinkonzentration wöchentlich um 1 g/dl absinken, ohne daß sich die O_2-Versorgung der Gewebe ändert. Die Transfusionsgrenzen können dementsprechend wöchentlich reduziert werden (Tabelle 3). Die minimale Hämoglobingrenze wird um 2 g/dl angehoben, wenn Patienten Atemhilfen benötigen, Zeichen von mangelhafter O_2-Versorgung (z.B. Apnoen) aufweisen oder einer Operation unterzogen werden sollen. Da dies für viele sehr kleine Frühgeborene gilt, empfiehlt Riegel, generell die minimalen Hämoglobingrenzen Frühgeborener um 2 g/dl anzuheben [22].

Besonderheiten bei Erkrankungen im Kindesalter

Eine chronische Hypoxämie infolge einer schweren Lungenerkrankung wird durch kontinuierliche Zufuhr von Sauerstoff und nicht durch Anhebung der Hämoglobinkonzentration behandelt. Dagegen benötigen Patienten mit angeborenen Herzfehlern mit Rechts-

Tabelle 3. Indikationen zur Erythrozytentransfusion bei Frühgeborenen und reifen Neugebroenen

	Hämoglobin [g/dl]	
	Frühgeborene	Reife Neugeborene
1. Woche	12 (14)	11 (13)
2. Woche	11 (13)	10 (12)
3. Woche	10 (12)	9 (11)
4. Woche	9 (11)	8 (10)
5. Woche	8 (10)	7 (9)
Ab 6. Woche	7 (9)	7 (9)

Die höheren Werte in Klammern gelten für Säuglinge mit Hyoxämie, Atemhilfen, Symptomen (Atemnot, Apnoen, Tachykardie etc.) oder bevorstehender Anästhesie.

links-Kurzschlüssen eine höhere Hämoglobinkonzentration als gesunde Kinder, da die O_2-Zufuhr die arterielle O_2-Sättigung nicht wesentlich steigert. Der Hämoglobinbedarf läßt sich grob als Quotient aus der minimalen Hämoglobinkonzentration gesunder Kinder gleichen Alters und der O_2-Sättigung berechnen, z.B. (10 g/dl)/(10,7) = 14 g/dl. Die Hämoglobinkonzentration sollte aber möglichst nicht über 18 g/dl ansteigen, da zerebrovaskuläre Thrombosen drohen [12]. Genauer wird die erforderliche Hämoglobinkonzentration von Kindern mit angeborenen hypoxämischen Herzfehlern nach Riegel et al. [23] berechnet.

Kinder mit chronischen Anämien können zumeist ohne wesentliche körperliche Beeinträchtigung mit einer Hämoglobinkonzentration von 6 g/dl leben, da die O_2-Affinität durch Anstieg der intraerythrozytären 2,3-Diphosphoglyceratkonzentration abnimmt. Allerdings kann eine chronische hämolytische Anämie zu Störungen des Körper- und Knochenwaschstums und zu erheblicher Eisenresorption und Eisenüberladung führen. Deshalb wird bei Patienten mit Thalassaemia major die Hämoglobinkonzentration durch regelmäßige Transfusionen über 8-9 g/dl gehalten [4].

Kinder mit Leukämien oder Tumoren können während der Behandlung mit Zytostatika trotz einer ausgeprägten chronischen Anämie eine normale O_2-Affinität aufweisen [5]. Eine Anämie vermindert die Adhäsivität der Thrombozyten und verstärkt die

Blutungsneigung von Kindern mit Leukämien, die v.a. auf der Thrombopenie und Funktionseinschränkung der Thrombozyten beruht. Erythrozytentransfusionen sind deshalb bei diesen Patienten indiziert, wenn die Hämoglobinkonzentration unter 10 g/dl fällt [33].

Die Anämie bei chronischer Niereninsuffizienz entsteht hauptsächlich infolge fehlender Erythropoetinproduktion [17]. Außerdem kann die O_2-Affinität des Hämoglobins normal, d.h. nicht kompensatorisch vermindert sein [17]. Da diese Patienten hervorragend auf Erythropoetin ansprechen [2], werden sie in Zukunft selten Transfusionen benötigen.

Vermeidung von Anämien und Transfusionen

Insbesondere bei Frühgeborenen müssen Blutentnahmen auf das erforderliche Minimum verringert werden. Viele unerfahrene Ärzte entnehmen zu viele und zu umfangreiche Blutproben; vergebliche Punktionen führen zu zusätzlichen Blutverlusten in Hämatome. Die in den alten Bundesländern Deutschlands übliche Versorgung von Neugeborenenintensivstationen durch unerfahrene und in Weiterbildung befindliche Assistenzärzte, deren Ausbildung und Überwachung meist nur durch einen einzigen Oberarzt erfolgt, dürfte die Transfusionsmengen Frühgeborener wesentlich steigern. Unerfahrene Ärzte verordnen überdies häufiger Bluttransfusionen ohne klare Indikation, wenn Festlegungen der minimalen Hämoglobinkonzentration fehlen. Wir konnten die Häufigkeit von Erythrozytentransfusionen bei Frühgeborenen nach Einführung der Hämoglobingrenzen (Tabelle 3) erheblich senken.

Dank der Verfügbarkeit von rekombinantem humanem Erythropoetin werden sich in Zukunft verschiedene Anämien, die mit verminderter Erythropoetinproduktion oder -ansprechbarkeit einhergehen, vermeiden lassen. Bewährt hat sich die regelmäßige Gabe von Erythropoetin bei Kindern und Erwachsenen mit chronischer Niereninsuffizienz und zur Vorbereitung von Eigenblutkonserven vor elektiven Operationen. Bei Patienten mit bestimmten chronischen Anämien oder onkologischen Erkrankungen bestehen erste Erfahrungen. Frühgeborene benötigen extrem hohe Dosen Erythropoetin, da die Ansprechbarkeit herabgesetzt ist [19, 20, 26].

Zusammenfassung

Der gesamte systemische O_2-Transport in die Gewebe hängt von der Hämoglobinkonzentrationen (Hb), der arteriellen O_2-Sättigung (S_aO_2), dem Herzzeitvolumen (HZV), der O_2-Affinität des Hämoglobins und der gemischtvenösen O_2-Sättigung ($S_{\bar{v}}O_2$) ab. Diese Parameter ändern sich z.T. erheblich in den ersten Wochen nach der Geburt.

Der O_2-Verbrauch und das Herzzeitvolumen (in ml/min/kg) sind bei Neugeborenen 3mal so hoch wie bei Erwachsenen. Infolge der hohen O_2-Affinität des fetalen Hämoglobins ist die Entladungskapazität des Hämoglobins Neugeborener um 50% niedriger als bei Erwachsenen. Dies wird zum Teil durch einen geringeren gemischtvenösen O_2-Druck kompensiert. Aus dem O_2-Verbrauch ($\dot{V}O_2$) und Parametern des O_2-Transports kann die kritische Hämoglobinkonzentration berechnet werden: Hb = $(\dot{V}O_2/HZV)/[(S_aO_2-S_{\bar{v}}O_2)\cdot 1{,}34]$. Die berechneten kritischen Hämoglobinkonzentrationen betragen 5 g/dl für Kinder und Erwachsens, 10 g/dl für Frühgeborene und 9 g/dl für reife Neugeborene in der 1. Woche nach der Geburt. Die minimalen Hämoglobinkonzentrationen sollten um 2 g/dl über diesen kritischen Werten liegen. Da die O_2-Affinität des Hämoglobins postnatal kontinuierlich abnimmt, kann die minimale Hämoglobinkonzentration wöchentlich um 1 g/dl absinken, bis nach 5-6 Wochen der Minimalwert von Kindern und Erwachsenen (7 g/dl) erreicht wird. Die minimale Hämoglobinkonzentration sollte um 2 g/dl höher liegen, wenn Patienten Atemhilfen benötigen oder unter anderen Erkrankungen leiden. Bei Kindern mit onkologischen Erkrankungen sollte die Hämoglobinkonzentration nicht unter 10 g/dl fallen. Kinder mit chronischer Hypoxämie benötigen eine erhöhte Hämoglobinkonzentration, die aber 18 g/dl nicht überschreiten sollte.

Literatur

1. Abel M, Elsinger W, Sutor AH, de Gregorio G, Peukert W (1985) Untersuchungen zur transfusionsmedizinischen Validität von autologem Plazentablut. Infusionsmedizin 12: 197–200
2. Böhler T, Leo A, Linderkamp O, Braun A, Schaerer K (1993) Hemorheo-

logical changes in uremic children in response to erythropoietin treatment. Nephrol Dial Transplant 8: 140–145
3. Bratteby LE, Garby L, Groth T, Schneider W, Wadman B (1968) Studies on erythrokinetics in infancy. XII. The mean life span and the life span frequency function of red blood cells formed during foetal life. Acta Paediatr Scand 57: 311–320
4. Cohen AR (1987) Transfusion therapy for disorders of hemogobin In: Kasprisin DO, Luban NL Pediatric transfusion medicine II. CRC Press, Boca Raton FL, pp 51–83
5. Festa RS, Asakura T (1979) Oxygen dissociation curves in children with anemia and malignant disease. Am J Hematol 7: 233–238
6. Gross, R (1990) Wie niedrig darf der Hämatokrit sein? Dtsch Ärztebl 87: B876–877
7. Hoffmann HG, Bier V, Debatin KM, Linderkamp O (1990) Circulating hematopoietic progenitor cells in premature infants: Their in vitro response to erythropoietin and interleukin 3 (abstr). Pediatr Res 28: 307
8. Holland BM, Jones JG, Wardrop CAJ (1987) Lessons from the anaemia of prematurity. Hematol Oncol Clin North Am 1: 355–366
9. Hudson I, Cooke A, Holland B, Houston A, Jones JG, Turner T, Wardrop CAJ (1990) Red cell volume and cardiac output in anaemic preterm infants. Arch Dis Child 65: 672–675
10. Linderkamp O (1979) Perinataler Blutverlust. Monatsschr Kinderheilkd 127: 592–594
11. Linderkamp O (1982) Placental transfusion: Determinants and effects. Clin Perinatol 9: 559–592
12. Linderkamp O, Mayr S, Sengespeik C, Klose H, Betke K (1976) Eisenmangel bei Vorliegen von cyanotischen Herzvitien: Eine Ursache für cerebrale Komplikationen. Monatsschr Kinderheilkd 124: 301–302
13. Linderkamp O, Nelle M, Zilow EP (1992) The effect of early and late cord-clamping on blood viscosity and other hemorheological parameters in full-term neonates. Acta Paediatr 81: 745–750
14. Linderkamp O, Roth G, Sengespeik C, Versmold H, Riegel K (1974) Blutvolumen, Serumeisen und Erythrozytenparameter von ausgetragenen, früh abgenabelten Säuglingen im ersten Lebensjahr. Klin Pädiatr 186: 511–518
15. Lunsgaard-Hansen P, Doran JE, Blauhut B (1989) Is there a generally valid, minimum acceptable hemoglobin level? Infusionstherapie 16: 167–175
16. Messmer K, Sunder-Plassmann L, Jesch F, Görnandt L, Sinagowitz E, Kessler M (1973) Oxygen supply to tissues during limited normovolemic hemodilution. Res Exp Med 159: 152–162
17. Müller-Wiefel DE (1982) Renale Anämien im Kindesalter. Untersuchungen zur Pathogenese und Kompensation. Thieme, Stuttgart
18. Nelle M, Höcker C, Zilow EP, Linderkamp O (1994) Effect of red cell transfusion on cardiac output and blood flow velocities in cerebral and gastrointestinal arteries in premature infants. Arch Dis Child 71: F45–F48
19. Obladen M, Meier R, Segerer H et al. (1991) Efficacy and safety of recombinant human erythropoietin to prevent the anemia of prematurity. European randomized multicenter trial. Contrib Nephrol 88: 314–326

20. Ohls RK, Christensen RD (1991) Recombinant erythropoietin compared with erythrocyte transfusion in the treatment of anemia of prematurity. J Pediatr 119: 781–788
21. Riegel K (1965) Die Atemgastransportgrößen des Blutes im Kindesalter. Fortschr Pädologie 1: 147–154
22. Riegel K (1980) Bluttransfusion - bei welchen Hb-Werten. Pädiatr Prax 23: 389–392
23. Riegel K, Döhlemann C, Linderkamp O, Mayr S, Versmold H (1976) Optimale Hämoglobinkonzentration bei Hypoxämie im ersten Lebensjahr. Ein Nomogramm. Monatsschr Kinderheilkd 124: 303–304
24. Riegel KP, Versmold, H (1973) Postnatal blood oxygen transport, with special respect to idiopathic respiratory distress syndrome. Bull Physiopathol Respir 9: 1533–1548
25. Riegel KP, Versmold HT (1978) Respiratory gas transport characteristics of blood and hemoglobin In: Stave U (ed) Perinatal physiology. Plenum Publishing Corporation, New York, pp 241–255
26. Shannon KM, Mentzer WC, Abels RI et al. (1991) Recombinant human erythropoietin in the anemia of prematurity: Results of a placebo-controlled pilot study. J Pediatr 118: 949–955
27. Siimes MA, Järvenpää AL (1982) Prevention of anemia and iron deficiency in very low-birth-weight infants. J Pediatr 101: 277–280
28. Statistisches Bundesamt (1991) Statistisches Jahrbuch 1991 für das Vereinte Deutschland. Metzler & Poeschel, Wiesbaden
29. Versmold HT, Linderkamp O, Döhlemann C, Riegel KP (1976) Oxygen transport in congenital heart disease: Influence of fetal hemoglobin, red cell pH, and 2,3,-diphosphoglycerate. Pediatr Res 10: 566–570
30. Versmold H, Wenner J, Riegel K (1972) Changes of blood oxygen affinity and capacity and red cell 2,3-diphosphoglycerate evoked by exchange transfusions with ACD preserved blood in newborn infants: Their interrelationship and influences on oxygen supply of tissues and erythropoiesis. Z Kinderheilkd 113: 1–18
31. Walter FJ, Siassi B, Ramadan NA, Ananda AK, Wu PYK (1985) Pulsed Doppler determinations of cardiac output in neonates: Normal standards for clinical use. Pediatrics 76: 829–833
32. Wardrop CAJ, Holland B, Veale A, Jones JG, Gray OP (1978) Nonphysiological anaemia of prematurity. Arch Dis Child 53: 85–86
33. Warkentin PI (1987) Transfusion therapy for pediatric oncology. In: Kasprisin DO, Luban NL (eds) Pediatric transfusion medicine II. CRC Press, Boca Raton FL, pp 19–49
34. Wenner J (1963) Über die Entwicklung des O_2-Verbrauchs und der Durchblutung des Gehirns im Säuglingsalter. Monatsschr Kinderheilkd 112: 242–244

Konzepte der Fremdbluteinsparung bei Erwachsenen – Was ist für die Kinderanästhesie übernehmbar?

W. Baumann

Fremdbluteinsparende Maßnahmen werden seit geraumer Zeit eingesetzt. Auch bei Kindern wurden diese Maßnahmen bereits in den 60er Jahren durchgeführt (Cuello et al. 1967). Gerade bei dieser Patientengruppe ist es am dringlichsten, iatrogene Folgen von Bluttransfusionen soweit als möglich zu vermeiden. Neben den allgemeinen Maßnahmen, wie einer sorgfältigen Operationstechnik, der Anwendung der Blutkomponententherapie sowie einer zurückhaltenderen Transfusionstherapie, kommen heute die im folgenden aufgelisteten Maßnahmen zum Tragen:

1) Plasmapherese (PP);
2) Eigenblutspende (EBS):
   – Vollblutkonserve,
   – Separation in Plasma- und Erytrozytenkonzentrate;
3) Hämodilution:
   – normo- oder isovolämische Hämodilution (NVH),
   – hypervolämische Hämodilution (HVH);
4) maschinelle Autotransfusion (MAT);
5) Mikrofiltration (MF)/ Hämofiltration (HF).

Wann ist die Indikation für fremdblutsparende Maßnahmen gegeben bzw. wann ist der Aufwand gerechtfertigt? Sie ist gerechtfertigt bei voraussichtlichen Blutverlusten, welche durch Infusion von kristalloiden bzw. kolloiden Lösungen oder Humanalbumin nicht ausreichend behandelt werden können, bzw. nach BGH-Urteil vom 17.12.91 – VI ZR 40/91 – „...wenn es für den Arzt ernsthaft in Betracht kommt, daß bei ihnen intra- oder postoperativ eine Bluttransfusion erforderlich werden kann." (Dtsch. Ärzteblatt, 18:B-1025, 1991).

Welche Maßnahmen durchgeführt werden, hängt von

- den zu erwartenden Blutverlusten,
- dem Gesundheitszustand des Patienten und
- den lokalen Verhältnissen in der entsprechenden Einrichtung ab.

Die oben genannten Maßnahmen werden als Bausteine zu entsprechenden Konzepten zusammengefügt:

Konzept A: PP und NVH und MAT (und EBS);
Konzept B: EBS und NVH und MAT;
Konzept C: NVH und MAT;
Konzept D: NVH und MF.

Bei einer Umfrage aus dem Jahre 1989 von Kasper (Kasper et al. 1991), welche nach Einsatz fremdblutsparender Maßnahmen in westdeutschen Kliniken forschte, ergab die Frage nach fremdbluteinsparenden Maßnahmen bei Kindern eine Bevorzugung des Konzeptes C. Dieses Verfahren birgt organisatorisch und hinsichtlich der Belastung des Kindes die geringsten Schwierigkeiten.

Idealerweise orientiert man sich bei verschiedenen elektiven Eingriffen an den zu erwartenden Blutverlusten. Als gewinnbringend erwies sich eine Tabelle, in welcher die – in der jeweiligen Einrichtung – durchgeführten Operationen, der voraussichtliche Blutverlust und die daraus resultierenden fremdblutsparenden Maßnahmen aufgelistet sind. Daraus ergibt sich das weitere Procedere in Absprache mit dem Patienten. Dieser sollte über die entsprechenden Verfahren aufgeklärt werden. Zwingend notwendig ist die enge Koordination zwischen Operateur, Anästhesist und Transfusionsmediziner, damit eine ausreichende Zeitspanne für das weitere Vorgehen genutzt werden kann.

Wie groß darf der maximal zu vertretende Blutverlust bei Kindern sein? Rechnet man mit einem Blutverlust von über 10–20 % des vorhandenen Blutvorrates (bei normalem Ausgangs-Hb und den unterschiedlichen Altersgruppen), muß der Patient über die Alternativen zur Fremdblutübertragung aufgeklärt werden, da nach gängiger Lehrmeinung ein derartiger Verlust bereits eine Indikation zur Transfusion darstellen könnte (Kretz und Striebel 1991; Larsen 1985).

Um die Relationen bei Kindern zu verdeutlichen, ist in Abb. 1, ein absoluter Blutverlust von 400 ml in Relation zum Gesamtblutgehalt bei verschiedenen Altersstufen dargestellt.

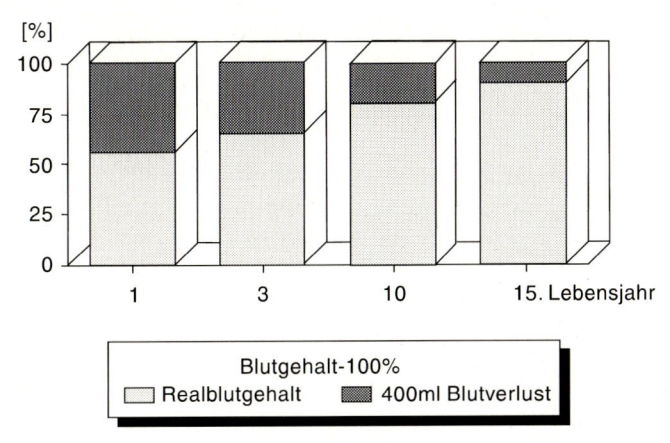

Abb. 1. Relation von Blutverlusten beim Kind (absoluter Blutverlust von 400 ml)

Einen Anhaltspunkt über den zu vertretenden Blutverlust bei Kindern geben die folgenden Formeln (Kretz u. Striebel 1991):

MABL = Blutvolumen · (Hämatokrit − 30)/Hämatokrit
MABL = maximal akzeptabler Blutverlust.
EB   = EBV · $(H_0 - H_F)H_{AV}$
EB   = erforderliches Blutvolumen (vertretbarer Blutverlust),
EBV = errechnetes Blutvolumen,
H_0 = Ausgangshämatokrit bzw. Ausgangshämoglobin,
H_F = niedrigst möglicher Hämatokrit bzw. Hämoglobinwert,
H_{AF} = Mittel aus H_0 und H_F .

Annäherungsweise läßt sich ein Hb-Abfall nach einem Blutverlust bzw. ein Hb-Anstieg nach einer Bluttransfusion mit der Faustregel: 3 ml/kg KG Erythrozytenkonzentrat oder 6 ml/kg KG Vollblut erhöht bzw. senkt den Hb-Wert um 1 g/dl, errechnen (Kretz u. Striebel 1991).

Indikationen und Kontraindikationen für die fremblutsparenden Maßnahmen

Indikationen für die Eigenblutspende bei Erwachsenen und Kindern

Die EBS gilt bei allen Elektiveingriffen mit voraussichtlichem Blutverlust > 1–2 l als indiziert (Bott et al. 1990). Dies trifft für

Erwachsene zu, sofern es der Allgemeinzustand des Patienten zuläßt. Bei Kindern gibt es keine klaren Aussagen über die Indikation, doch sollte ein möglicher 15 %iger Blutverlust als grobe Richtlinie gelten (gemäß den Formeln zur Berechnung des vertretbaren Blutverlustes nach Kretz und nach Gross). Hauptanwendungsgebiete im Kindesalter sind v. a. orthopädische (Flynn et al. 1991), plastische (Silvergleid 1987) und kardiochirurgische Eingriffe (Gombotz et al. 1990).

Kontraindikationen für die Eigenblutspende

Nach der Konsensuskonferenz des Workshops „Fremdblutsparende Maßnahmen" von 1991 gelten

- schwere kardiozirkulatorische Störungen,
- schwere respiratorische Störungen,
- HK < 34 %,
- Gerinnungsstörungen,
- akute Infektionen und Bakteriämie

nach vorherrschender Meinung als Kontraindikationen (Ahnefeld 1992). Kardiovaskuläre Erkrankungen sind bei Kindern seltener als bei älteren Patienten, doch gibt es bei Kindern mit zyanotischen Herzfehlern sogar eine Indikation zur Eigenblutspende. Bei diesen Kindern wurde durch Blutabnahme und Hämodilution eine Verbesserung der Thrombozytenfunktion erreicht und damit der zyanosebedingten Gerinnungsstörung entgegengewirkt (Lopes et al. 1990; Gombotz u. Stein 1991).

Der Hämatokritwert ist altersabhängig und deshalb kann eigentlich kein Absolutwert als HK-Grenze für die EBS bei Kindern genannt werden. Zur Zeit wird die EBS v. a. bei Schulkindern und Adoleszenten durchgeführt, und man orientiert sich als Grenze bei einem Hb von 11,5 g/dl (Cowell u. Swickard 1974) bzw. einem HK von 34 % (Silvergleid 1987; Flynn et al. 1991).

Den Infektionen gilt verstärktes Augenmerk, da sie im Kindesalter die häufigsten Erkrankungen darstellen. Dies ist ein kritischer Punkt, da ein Aufschieben einer Operation oft eine Reihe organisatorischer Probleme aufwirft.

Als ein limitierender Faktor im Kindesalter gelten sicherlich die Venenverhältnisse, da für den Blutfluß eine Kanüle mit ausreichendem Durchmesser von 1,2 mm (18G, maximaler Flow 80–97ml/min) benötigt wird.

Indikationen für die Plasmapherese

Die Indikationen für die Eigenblutspende gelten entsprechend auch für die PP. Eine Erweiterung der Indikationen sind zu erwartende größere Blutverluste mit der Möglichkeit der Einsparung weiterer Fremdblutkomponenten.

Kontraindikationen für die Plasmapherese

Bei der PP ergeben sich bzgl. der Kontraindikationen keine grundsätzlichen Unterschiede zur EBS. Hier sind außer Bakteriämie, Infektionen, Gerinnungsstörungen auch die Antikoagulanzientherapie und Störungen im onkotischen System zu nennen (Ahnefeld 1992b). Ein aufwendigeres Verfahren bei der Plasmapherese bedingt eine längere Liegedauer, welche von Kleinkindern angeblich schlechter toleriert werden soll (Gombotz u. Stein 1991).

Indikationen für die normovolämische Hämodilution

Reicht ein Ersatz mit kristalloiden oder kolloiden Volumenersatzmitteln voraussichtlich nicht aus, wurde eine EBS nicht durchgeführt oder handelt es sich um einen Notfalleingriff, ist diese Maßnahme heute absolut indiziert (von Bormann et al. 1992). Selbst im Säuglingsalter kann die NVH durchgeführt werden (Kraft et al. 1981). Bei Operationen mit größeren Blutverlusten setzten Haberkern u. Dangel die Hämodilution bei 30 Kindern im Alter von 3,4–19,9 Jahren ein, welche an ventralen und/oder dorsalen Spondylodesen operiert wurden (Haberkern u. Dangel 1991). Das Verfahren wurde als extreme Hämodilution (HK = 0,2–0,25) mit einer milden Hypothermie und einer kontrollierten Hypotension kombiniert. Zusätzlich kam bei 12 Patienten die MAT zur Anwendung. Die Retransfusion des Eigenblutes erfolgte bei HK-Werten von 0,12–0,14. Im Vergleich zum früheren Fremdblutverbrauch konnte eine Reduktion von 75 % erreicht werden. Doch sollte die extreme Hämodilution nur mit einem entsprechendem invasivem Monitoring durchgeführt werden.

Die NVH hat in der Orthopädie, Leberchirurgie, Operation maligner Tumoren und der Herzoperation ihren festen Stellenwert auch im Kindesalter erhalten (Hofmann et al. 1987; Gombotz et al. 1989; Henling et al. 1985; Schaller et al. 1983, 1984). Mit der Formel nach Schaller läßt sich das zu entnehmende Blutvolumen bis zum erwünschten HK-Wert berechnen (Schaller et al. 1983):

Berechnung des zu entnehmenden Blutvolumens bei der Hämodilution (Smith's anesthesia for infants and children. Mosby, St. Louis Baltimore 1990):

$ERCV_t = HK/100 \cdot V \cdot Körpergewicht (kg)$
$ERCV_t$ = geschätztes Gesamtvolumen der Erythrozyten, V = geschätztes Blutvolumen/kg KG, 90 ml/kg KG (Neugeborene) 80 ml/kg KG (Kleinkinder und Kinder) 70 ml/kg KG [(Jugendliche)].

$ERCV_{20} = 0,2 \cdot V \cdot Körpergewicht (kg)$,
$ERCV_{20}$ = geschätztes Gesamtvolumen der Erythrozyten bei einem HK von 20 %,

$RCW = ERCV_t - ERCV_{20}$,
RCW = geschätztes zu entnehmendes Gesamtvolumen der Erythrozyten,

$WBW = 3 \cdot RCW$,
WBW = gesamtes zu entnehmendes Blutvomen.

Ob mit Kristalloiden oder Kolloiden ersetzt werden sollte, wird unterschiedlich beurteilt. Bei einem Ersatz durch Kristalloide (2- bis 3fache Menge des entnommenen Blutes) fanden sich häufiger postoperative Ödeme, doch war die Mobilisierung des Wassers durch eine gesteigerte Diurese leicht möglich. Die kolloidalen Lösungen benötigten nur ca. die 1- bis 2fache Menge des entnommenen Blutes zur Isovolämie; hier bestand aber eine größere Gefahr der Volumenüberladung (DePalma u. Luban 1990).

Als Alternative zur NVH ist auch die hypervolämische Hämodilution (HVH) diskutiert worden (Hipp et al. 1992). Nach Ausschluß der Risikogruppe wurde den Patienten präoperativ unter kontrollierter Hypotension 15 ml/kg KG HÄS 450/0,7 infundiert. Bei dieser Methode erwies sich ein geringerer technischer und zeitlicher Aufwand bei gleicher Einsparung von Fremdblut als Vorteil. Die HVH wurde im Kindesalter bisher noch nicht untersucht.

Kontraindikationen für die normovolämische Hämodilution

Außer in der oben genannten Form der extremen Hämodilution wird eine Hämodilution bei einem Ausgangs-HK < 30 % nicht mehr empfohlen, da der Einspareffekt durch die extreme Verdünnung limitiert ist (Ahnefeld 1992b). Eine Durchführung der extremen Hämodilution mit einem HK < 20–25 % sollte im Kindesalter nur mit entsprechendem invasivem Monitoring durchgeführt werden (Etsuro u. Peter 1990).

Indikationen für die maschinelle Autotransfusion

Die MAT ist eine ideale Ergänzung zu den anderen fremdblutsparenden Verfahren. Sie findet ihren Platz in der Unfallchirurgie, Orthopädie, Herz- und Gefäßchirurgie, in der Leberchirurgie sowie bei Transplantationen (Kasper et al. 1989; Kruger u. Colbert 1985; Dzik u. Jenkins 1985). Die Grenzen der MAT bestimmt die Technik. Die zur Zeit kleinste Zentrifugeneinheit (125 ml) benötigt zur Aufbereitung mindestens 300 ml Blut (+ ca. 50 ml heparinisierte NaCL-Lösung) im Kardiotomiereservoir, um ein Erythrozytenkonzentrat mit akzeptablem HK-Wert herzustellen (Haemonetics cellsaver; Dietrich et al. 1989).

Um dieses Dilemma zu umgehen, wurde ein unkompliziertes Verfahren entwickelt, welches es ermöglicht, die kleinen Volumina bei Kindern aufzubereiten. Das Prinzip ist die Konzentration der verdünnten Blutlösung im Retransfusionsbeutel. Dies läßt sich mit einem gängigen Sedimentationsmittel erreichen: durch Zusetzung von 220 ml HAES 6 % in den Retransfusionsbeutel und nach 15 minütiger Sedimentation werden die konzentrierten Erythrozyten über einen 10-µm-Filter abgezogen und retransfundiert (Michaelis et al. 1992).

Kontraindikationen für die maschinelle Autotransfusion

Die klassischen Kontraindikationen gegen die perioperative Wiederaufbereitung sind im Erwachsenen- und entsprechend im Kindesalter septische Eingriffe und die Tumorchirurgie (Schleinzer u. Singbartl 1992).

Indikationen und Kontraindikationen für die Mikrofiltration/Hämofiltration

Dieses Verfahren zeichnet sich durch einen größeren Rückgewinn von plasmatischen Komponenten aus, doch wird ein nicht unerheblicher Anteil von „freiem Hb" und Elastase rücktransfundiert, wie dies bei Patienten für die aortoiliakaler Operation gezeigt wurde (Holleufer et al. 1992).

In der Knieendoprothetik wurde dieses Verfahren als valide Methode zur postoperativen Aufarbeitung des Drainageblutes angewandt (Henn-Beilharz et al. 1992). Die Qualität von wiederaufbereitetem ungewaschenem Blut für eine Gelenkendoprothese und Drainageblut aus dem Thoraxbereich zeigten keine signifikanten Unterschiede (Martin et al. 1991). Bei Kindern ist dieses Verfahren noch nicht zum Einsatz gekommen; die kleinen Volumina erschweren die Retransfusion im Kindesalter.

Bei Operationen mit großflächiger Wundabsaugung sollte diese Methode nicht eingesetzt werden, da in diesem Fall eine Steigerung der Gerinnungsaktivität und der Gerinnungskomponenten vorliegt. Bei septischen Eingriffen sowie in der Tumorchirurgie ist die MF ebenfalls kontraindiziert.

Allgemeines zum Konzept der fremdbluteinsparenden Maßnahmen bei Kindern

Um dem Kind bei der EBS ein traumatisches Erlebnis zu ersparen, sollte es bei Bedarf sediert und die Punktionsstelle zuvor mit einer Hautquaddel anästhesiert werden. Die Venenpunktion sollte selbstverständlich von einem erfahrenen „Punkteur" vorgenommen werden. Die Kanülengröße sollte mindestens 18 gg, (Durchmesser 1,2 mm) betragen, da ansonsten kein genügender Blutfluß zur Entnahme gewährleistet werden kann.

Eine adjuvante Eisentherapie bei und nach der EBS ist obligat. Die tägliche enterale Eisenzufuhr von 5–10 mg/kg KG Eisensulfatkomplex (1–2mg/kg KG Eisenäquivalent) ist zu bevorzugen, da die Nebenwirkungen bei der parenteralen Gabe erheblich sein können; Überdosierungsgefahr, Kopfschmerzen, Hitzegefühl, Herzschmer-

Tabelle 1. Fremdbluteinsparende Verfahren im Kindesalter. (× bedingt einsetzbar, ×× mit geringen Einschränkungen einsetzbar, ××× gut einsetzbar)

	Säugling	Kleinkind	Schulkind	Adoleszent	Erwachsener
PP		X	XX	XXX	XXX
EBS		X	XXX	XXX	XXX
NVH	X	XX	XXX	XXX	XXX
HVH				XX	XXX
MAT		X	XX	XXX	XXX
MF				XX	XXX

zen bis hin zu Kollaps und Thrombophlebitisgefahr stehen im Vordergrund (Finch u. Huebers 1982; McCurdy 1965; Herold 1990).

Die Gabe von Erythropoetin (EPO) kann noch nicht als Standardtherapie empfohlen werden. Untersuchungen über die Wirkung bei Eigenblutspendern, bei Kindern nach Herzoperationen und bei der Malignom- bzw. Chemotherapie zeigten positive Ergebnisse, welche aber noch validiert werden müssen (Brune 1992; Horiba et al. 1991; Ono et al. 1991; von Bormann et al. 1991; Heinrichs u. Oster 1991). Wegen der hohen Kosten kann EPO nur bei seltenen Blutgruppen und Transfusionsverweigerung als indiziert gelten (Fuchs et al. 1992).

Wie gezeigt werden konnte, bestehen durchaus Möglichkeiten, die Fremdbluteinsparung auch im Kindesalter durchzuführen.

Die einzelnen Verfahren sind diesbezüglich nochmals in Tabelle 1 zusammengefaßt.

Zusammenfassung

Gerade im Kindesalter darf eine homologe Transfusion nur durchgeführt werden, wenn alle anderen Möglichkeiten ausgeschöpft worden sind. Dies bedeutet, daß die fremdblutsparenden Maßnahmen – möglichst atraumatisch in psychischer und physischer Hinsicht – auch im Kindesalter durchgeführt werden müssen, sofern der zu erwartende Blutverlust dies erfordert.

Ein optimales Konzept muß für die jeweilige Klinik, den Patienten und die Operation zusammengestellt werden. Darin sollte die günstigste Kombination der fremdblutsparenden Verfahren berücksichtigt werden. Ein Benefit kann nur durch enge

Kooperation zwischen allen Beteiligten gewährleistet werden. Der Patient bzw. die Eltern müssen umfassend über die Alternativen zur homologen Transfusion aufgeklärt werden.

Literatur

Ahnefeld FW (1992a) Fremdblutsparende Methoden in der operativen Medizin. Anaesth Intensivmed 33: 161–165

Ahnefeld FW (1992b) Fremdblutsparende Methoden in der operativen Medizin. Anaesth Intensivmed 33: 200–203

Bormann B, von Weidler B, Friedrich M, Andrian Werburg H von (1991) Recombinant erythropoietin in autologous blood donation. Anaesthesist 40: 386–390

Bormann B, von Aulich S, Röhner R (1992) Präoperative Eigenblutspende-Indikation und Organisation. Anaesthesist 41 [Suppl 1]: 11

Bott K, Weidig A, Dahlmann H (1990) Blutverlust und Fremdblutbedarf bei elektiven allgemeinchirurgischen Eingriffen als Grundlage der Indikation zur präoperativen Eigenblutspende. Chirurg 61: 121–126

Brune T (1992) Erythropoetin bei Eigenblutspendern. Die Gelben Hefte 32: 36–43

Cuello L, Vazquez E, Rios R et al. (1967) Autologous blood transfusion in thoracic and cardiovascular surgery. Surgery 62: 814

DePalma L, Luban NLC (1990) Autologous blood transfusion in pediatrics. Pediatrics 85: 125–128

Dietrich W, Barankay A, Dilthey G, Richter JA (1989) Autotransfusion and hemoseparation in cardiac surgery. What can be saved in cardiac reoperations and operations of thoratic aortic aneurysms? Thorac Cardiovasc Surg 37: 84–88

Dzik WH, Jenkins R (1985) Use of intraoperative blood salvage during orthotopic liver transplantation. Arch Surg 120: 946

Etsuro KM, Peter JD (1990) Anaesthesia for infants and children. Mosby, St. Louis, pp 375–395

Finch CA, Huebers H (1982) Perspectives in iron metabolism. N Engl J Med 360: 1520

Flynn JM, Cintron K, Canals RM (1991) The use of autologous blood transfusions in pediatric orthopaedic surgery. Bol Asoc Med PR 83: 192–195

Fuchs G, Kulier A, Gombotz H, (1992) Verbesserung der präoperativen Eigenblutspende bei CABG-Patienten durch sc. recombiniertes Erythropoietin. Anaesthesist 41[Suppl 1]: 160

Gombotz H, Stein J (1991) Fremdbluttransfusionen und blutsparende Methoden im Kindesalter. In: Kretz F-J (Hrsg) Das Kind im Spannungsfeld zwischen Anästhesie und Chirurgie. Springer, Berlin Heidelberg New York Tokyo, S 121–130

Gombotz H, Rigler B, Matzer C, Metzler H, Winkler G, Tscheliessnigg KH (1989) 10 Jahre Herzoperation bei Zeugen Jehovahs. Anaesthesist 38: 385–390

Gombotz H, Stein J, Suppan C, Metzler H, Beitzke A (1990) Hemodynamic alterations during autologous blood donation for children in severe heart disease. Anesthesiology 73:A 1118 (Abstract)

Haberkern M, Dangel P (1991) Normovolaemic haemodilution and intraoperative autotransfusion in children: Experience with 30 cases of spinal fusion. Eur J Pediatr Surg 1: 30–35

Heinrichs H, Oster W(1991) Zur Therapie der Anämie bei malignen Erkrankungen. Die Gelben Hefte 31: 172–179

Henling CE, Carmichael MJ, Keats A, Cooley DA (1985) Cardiac operation for congenital heart disease in children of Jehovah's witnesses. J Thorac Cardiovasc Surg 89: 914–920

Henn-Beilharz A, Harle R, Stampehl M, Schmitt Y, Holz U, Krier C (1992) Gerinnungsaktivierung bei Retransfusion von Drainageblut nach Knieprothesenoperation. Anaesthesist 41[Suppl 1]: 161

Herold G (Hrsg) (1990) Innere Medizin. Köln, S 4–6

Hipp R, Entholzner E, Hargasser S et al. (1992) Ist die akute normovolämische Hämodilution (ANH) noch ein empfehlendenswertes Verfahren zur Einsparung von Fremdblut? Anaesthesist 41 [Suppl 1]:162

Hofmann U, Kellnar S, Reindl D (1989) Anästhesie bei operativen Eingriffen mit großem Blutverlust. In: Kretz FJ, Eyrich K (Hrsg) Kinderanästhesie-Symposium. Springer, Berlin Heidelberg New York Tokyo, S 254–262

Holleufer R, Bormann B von, Weidler B Müller-Wiefel H (1992) Perioperative autologe Hämofiltration als plasmaerhaltende Alternative zur peroperativen maschinellen Hämoseparation. Anaesthesist 41 [Suppl 1]: 160

Horiba K, Itou Y, Terada H, Takinami M, Ishigami N, Harada Y, Nakatuji T (1991) Experience of predeposit autologous blood transfusion and medication of recombinant human erythropoietin in pediatric open heart surgery. Kyobu Geka 44: 1146–1150

Kasper SM, Dahlmann H, Gerlich W (1991) Zur Bedeutung der autologen Bluttransfusion in der Bundesrepublik Deutschland. Anaesthesist 40: 594–601

Kraft M, Dedrick D, Goudsouzian N (1981) Hemodilution in an eight-month-old infant. Anaesthesia 36: 402–404

Kretz FJ, Striebel HW (1991) Kinderanästhesie. Editiones Roche, Basel, S 116–118

Kruger LM, Colbert JM (1987) Intraoperative autologous transfusion in children undergoing spinal surgery. J Pediatr Orthop 5: 330–332

Larsen R (1985) Anästhesie. Urban & Schwarzenberg, München, S 393–399

Lopes A, Maeda N, Baid M, Chamone D, Pillegi F (1990) Effect of intentional hemodilution on platelet survival in secondary pulmonary hypertension. Chest 95: 1207–1210

Martin JW, Whitesides LA, Milliana MT, Reedy ME (1991) Postoperative blood retrieval and transfusion in cementless knee arthroplasty. American Academy of Orthopaedic Surgeons, February 7–11, Anaheim, CA

McCurdy PR (1965) Oral and parenteral iron therapy: a comparison. JAMA 191: 859

Michaelis G, Melzer C, Hoffmann B, Hempelmann G (1992) Maschinelle autologe Transfusion während orthopädischer Eingriffe bei Kindern. Anaesthesist 41 [Suppl 1]: 159

Ono Y, Narita J, Takahashi S et al. (1991) Effect of recombinant human erythropoietin on autologous blood pre-donation in open heart surgery. Kyoba Geka 44: 728–731

Schaller RT, Schaller J, Furmann EB (1983) Hemodilution anesthesia: A valuable aid to major cancer surgery in children. Am J Surg 146: 79–84

Schaller RT, Schaller J, Furmann EB (1984) The advantage of hemodilution anesthesia for major liver resection in children. J Pediatr Surg 19: 705–710

Schirmer U, Ahnefeld FW (1992a) Fremdblutsparende Maßnahmen und Volumenersatz in der Herzchirurgie. Anästh Intensivmed 33: 254–257

Schirmer U, Ahnefeld FW (1992b) Fremdblutsparende Maßnahmen und Volumenersatz in der Herzchirurgie. Anästh Intensivmed 33: 283–289

Schleinzer W, Singbartl G (1992) Stellenwert der maschinellen Wiederaufbereitung von Blutbestandteilen. Anaesthesist 41 [Suppl 1]: 10

Silvergleid AI (1987) Safety and effectivness of predeposit autologous transfusions in preteen and adolescent children. JAMA 257: 3403–3404

Perioperativer Volumenersatz bei Kindern: Plasmaeiweiß oder künstliches Plasmaersatzmittel?

H. Hagemann und J. Hausdörfer

Die Ursachen eines perioperativen *Volumen*mangels sind zumeist bekannt:

- präoperative Defizite resultieren aus der notwendigen Nahrungskarenz und der Schwere des Grundleidens (Fieber, Diarrhö, Emesis, nekrotisierende Enterokolitis etc.);
- intraoperative Defizite basieren 1) zumeist auf Verlusten aus den bei kleinen Kindern physiologischerweise sensiblen und nach Alter verschieden großen Kompartimenten und 2) je nach Operation auf Blutverlusten;
- postoperative Defizite sind oft Folge der mangelhaften intraoperativen Volumensubstitution; teilweise postoperativer Volumenverschiebungen zwischen den Kompartimenten oder eines protrahierten Blutverlustes.

Die Unsicherheiten über Art und Menge des perioperativen *Volumen*bedarfs resultieren bei Kindern aus den physiologischen Besonderheiten in den verschiedenen Altersklassen, aus den schwer schätzbaren prä- und intraoperativen Volumenverschiebungen zwischen den Kompartimenten und den ebenso schwer schätzbaren (weil kaum meßbaren) intraoperativen Blut- und Flüssigkeitsverlusten. Im klinischen Alltag besteht die Unsicherheit in der Art und Menge des *Volumen*ersatzes in der Pädiatrie also weiter. Um die Menge der perioperativen Volumensubstitution abschätzbar zu machen, müssen 1) alle oben genannten Defizite berücksichtigt werden und 2) die klinischen Zeichen einer Hypovolämie differentialdiagnostisch mit der Narkosetiefe und physiologischen und pathophysiologischen Besonderheiten der jeweiligen Altersklasse und der vorbestehenden Erkrankungen abgeklärt werden.

Klinische Zeichen einer akuten Hypovolämie beim Kind
(DD: Differentialdiagnosen; a. U.: andere Ursachen)

1) *Tachykardie*; DD: flache Narkose; a. U.: Temperaturerhöhung.
2) *Hypotonie*; DD: zu tiefe Narkose; a. U.: kardiogen, volatil.
3) *Oligurie, Anurie*; DD: Niereninsuffizienz; a. U.: mechanisch.
4) *Zentralisation*; DD: Unterkühlung; a. U.: Katecholamine.
5) *Blasse Haut/Schleimhaut*; DD: chronische Anämie, Hypopituitarismus.
6) *Niedriger ZVD*; a. U.: periphere Vasodilatation, z. B. volatil.
7) *Schlechte Rekapillisierung*; DD: Herzinsuffizienz; a. U.: lokal.

Die Eckpunkte jeder Volumentherapie sind Elektrolytlösungen und Blut. Die Vorteile der Elektrolytlösungen sind ihr Preis, die unbegrenzte Verfügbarkeit und die Tatsache, daß sie schnell wieder mobilisierbar sind – auch aus dem Interstitium. Damit sind sie die Therapie der ersten Wahl bei (eher geringen) intraoperativen Volumendefiziten. Die Nachteile sind die Abnahme des kolloidosmotischen Drucks im intravasalen und im interstitiellen Raum und die daraus resultierende interstitielle Überlastung mit der Gefahr der Ödembildung. Das kann, muß aber nicht, zu vitalen Funktionsbeeinträchtigungen in den Bereichen von Lunge und Niere führen. Diese Risiken bestehen ebenso bei den Kolloiden und nicht nur bei defekten Membranen. Die Grenzen dieser Therapie ergeben sich aus der Verdünnung des Plasmaraumes. Will man mit Elektrolytlösungen den Blutdruck im Normbereich stabilisieren, ist bei größeren Volumenverlusten eine kontinuierliche Substitution erforderlich. Dadurch verschiebt sich dann das Verhältnis zwischen Proteinen, Wasser und Elektrolyten. Die Folgen sind Hyperhydratation des interstitiellen Raumes und ein rascher renaler Verlust.

Bei der bekannten, physiologischen Zusammensetzung des Interstitiums kommen bei Kindern nur (Voll-)Elektrolytlösungen in Betracht [1]. Immer ist die unreife Nierenfunktion des Säuglings zu bedenken.

Der bei Kindern größere Extrazellulärraum hat zwar eine höhere Toleranz bei massiveren Elektrolytgaben, aber das angestrebte intravasale Volumen muß auch durch größere Infusionsmengen erfolgen, um eine Homöostase zu erreichen. Erschwerend hinzu kommen „physiologische" Probleme der Temperaturregulation, der durch den erhöhten Grundumsatz vermehrte Anfall an harnpflichtigen Substanzen und deren (aufgrund der Niereninsuffizienz) erschwerte Elimination. Hier ist der hohe Wasserbedarf kleiner Kinder begründet. Kommt ein bedeutender intraoperativer Volumenverlust hinzu, stößt die Elektrolytsubstitution an ihre Grenzen. Die Indikation für den anderen Eckpunkt der Volumensubstitution, also die Transfusion, ergibt sich am ehesten aus dem berechenbaren, maximal tolerablen Blutverlust in der jeweiligen Altersklasse. Er ergibt sich aus präoperativen Befunden, intraoperativen Bedingungen und der akuten Situation.

Für welchen Weg der Volumensubstitution man sich auch entscheidet, man wird die Gesetzmäßigkeiten der Homöostase berücksichtigen müssen, die leider nicht so gesetzmäßig sind, wie die Starling-Gleichung es erscheinen läßt [16]: die Messung hydrostatischer und kolloidosmotischer Kapillar- und Gewebedrücke ist schwierig. Sie variieren schon physiologisch stark und unterliegen der Prämisse, daß Membranen für Kolloide unpassierbar sind. Mehrere Arbeiten [3, 17] haben diese These längst widerlegt.

Schließlich muß man sich bei der Wahl der Volumensubstitution Gedanken zu den Fließeigenschaften machen. Grundlegende Arbeiten von Sunder-Plassmann zeigen, daß sich die Gesamtblutviskosität bei Hämodilution erheblich verbessert; parallel sinkt der periphere Strömungswiderstand und damit ändern sich auch die hämodynamischen Parameter (Abb. 1); bei konstantem arteriellem Mitteldruck steigt das Herzzeitvolumen etwa um den Faktor 2[18].

Entscheidet man sich letztlich für eine kolloidale Lösung, müssen exakte pharmakologische und klinische Forderungen gestellt werden. Die Übersicht aus der Arbeit von Kori-Lindner u. Huber faßt dies zusammen [10]:

1) Rasche Normalisierung des Blutvolumens ohne überschießende expandierende Wirkung.
2) Wirksame intravasale Verweildauer von 4–6 h.
3) Filtrierbarkeit des Gesamtkolloides oder seiner Spaltprodukte im Glomerulus.
4) Gute Steuerbarkeit der Volumenwirkung.
5) Verbesserung der Fließeigenschaften des Blutes durch die Senkung der Blutviskosität.
6) Günstige Beeinflussung der Suspensionsstabilität und der antithrombotischen Eigenschaften des Blutes.
7) Weitgehender Ausschluß von unerwünschten Nebenwirkungen.

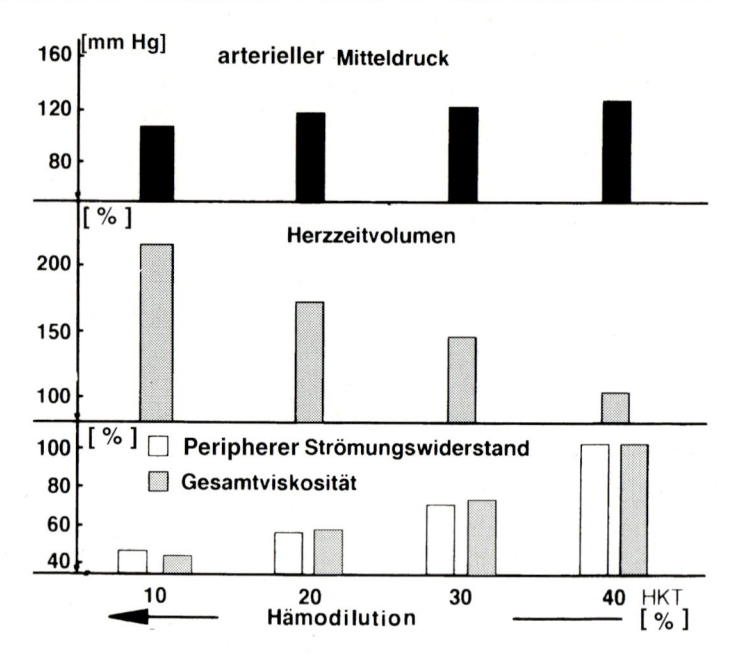

Abb. 1. Veränderungen von arteriellem Mitteldruck, Herzzeitvolumen, peripherem Strömungswiderstand und Blutviskosität unter akuter, normovolämischer Hämodilution. (Nach Sunder-Plassmann [18])

Zur Verfügung stehen Humanalbumin (HA), Dextrane, Gelatinepräparate und Hydroxyäthylstärke (HAES) in unterschiedlichen Konzentrationen, Molekulargewichten und Substitutionsgraden.

Aus ihren Eigenschaften lassen sich Vor- und Nachteile ablesen. Allgemein passieren Kolloide mit einem Molekulargewicht (MG) kleiner 50 000 die Glomerulummembran und werden von der gesunden Niere ausgeschieden. Albumin hat ein MG von 66 000, wird also normalerweise noch glomerulär filtriert, aber in den Tubuli reabsorbiert, so daß es lange im Kreislauf verbleibt. Die biosynthetischen Kolloide haben kein definiertes MG, sie sind alle polydispers. Sie bestehen aus einer Mischung sehr verschiedener Molekulargrößen, die sich in Form einer Gauss–Verteilungskurve um das mittlere MG gruppieren. Eine Berechnung der mittleren Halbwertszeit ergibt sich aus dieser Verteilung.

Halbwertszeiten und Verweildauer sind wichtige chemisch-physikalische Definitionsgrößen für Kinetik und Elimination, jedoch kein Maßstab für die angestrebte Volumenwirkung, weil mit zunehmender Kolloidgröße [13] die wasser- und natriumbindende Hydrathülle abnimmt. Die Wasserbindungskapazität hängt zudem von der Kolloidkonzentration ab. Sie hat enge physikalische Grenzen, um die Strömungsdynamik nicht zu beeinträchtigen. Alle hyperonkotischen Kolloidlösungen entziehen dem Interstitium Wasser und vergrößern damit das intravasale Volumen auf dessen Kosten. Diese Wirkung kann bei intakten Membranen zur Ödemtherapie erwünscht sein; sie kann bei exsikkierten Patienten aber zu einer weiteren Verkleinerung des Interstitiums beitragen und die Strömungsdynamik beeinträchtigen; sie kann beim "capillary leak" das interstitielle Ödem verstärken, weil die großen Moleküle den intravasalen Raum verlassen. Unter Schocksituationen sind alle Molekülgrößen interstitiell identifiziert worden.

Plasmaproteine befinden sich zu 40 % intravasal und zu 60 % im Interstitium. Ihre transkapilläre Austauschrate beträgt etwa 5–6 % pro Stunde, so daß die intravasale Menge in 24 h einmal ausgetauscht wird. Der Reflux erfolgt über den Ductus thoracicus oder direkt in die Kapillaren. Deshalb wird das infundierte HA sich stets beiderseits der Gefäßmembran verteilen [13], und das ist nicht immer ein Vorteil.

Stärkepräparate werden durch Hydroxyäthylierung dem Zugriff der α-Amylase entzogen (wodurch sie übrigens erst allergen werden). Das resultierende Molekül der Hydroxyäthylstärke hat ein MG von 450 000, 200 000 und etwa 70 000. Der Substitutionsgrad der Hydroxyäthylgruppe an den Glukoseeinheiten des Amylopektins liegt bei 0,5 – 0,55. Entsprechend dem strukturellen Aufbau ähneln Volumenwirkung und intravasale Verweildauer dem Dextran 60. Störungen der Blutgerinnung basieren auf Defekten am Fibrin, fraglich auch am Thrombozyten [6].

Dextrane sind zur Volumensubstitution bei Kindern weniger geeignet [9]. Infolge ihrer hyperonkotischen Eigenschaft bewirken sie einen stärkeren Einstrom von interstitieller Flüssigkeit nach intravasal, als er dem Infusionsvolumen entspricht (Plasmaexpansion); 1 g der klinisch verwendeten Dextrane (MG 40 000–75 000) bindet etwa 50 % mehr Wasser als HA. Der Effekt ist am stärksten ausgeprägt bei hochkonzentrierten, niedermolekularen Dextranen, denn das Wasserbindungsvermögen ist umgekehrt proportional dem mittleren MG. Dieses Phänomen setzt ausreichend mobilisierbares Gewebewasser voraus. Bei dehydrierten Patienten ist

Vorsicht geboten. Die stagnierende Diurese kann sonst nur durch zusätzlich reichliche Gabe von Elektrolytlösungen kompensiert werden. Zu beachten ist bei Dextranen eine Höchstdosis von 1,5 g/kg KG, da es sonst über eine RES-Ablagerung zur hepatozellulären Funktionseinschränkung kommen kann.

Weitere Punkte, die bei der Wahl des Substituts zu berücksichtigen sind, sind die Triggerung von Gerinnungsstörungen und die Häufigkeit anaphylaktoider Reaktionen [10]. Zur Verminderung oder Vermeidung von anaphylaktoiden Reaktionen sollte bei *Dextraninfusionen* ein monovalentes Haptendextran (Promit) vorinjiziert werden; bei bekannter, allergischer Anamnese auch Glukokortikoide in hohen Dosen.

Um Häufigkeit und Heftigkeit anaphylaktoider Reaktionen bei *Polypeptiden* zu mildern, wird eine Vorbehandlung mit Histamin-(H_1- und H_2-)Rezeptorantagonisten empfohlen.

Die Pathogenese der recht seltenen *Stärkeunverträglichkeit* ist ungeklärt; deshalb werden spezifische, prophylaktische oder therapeutische Maßnahmen nicht grundsätzlich gefordert.

Aufgrund der Vorteile der HÄS bei Volumeneffekt, kardiozirkulatorischer Konstanz (positiver Effekt auf das HZV durch Erhöhung des SV), Gerinnung und Zahl anaphylaktoider Reaktio-

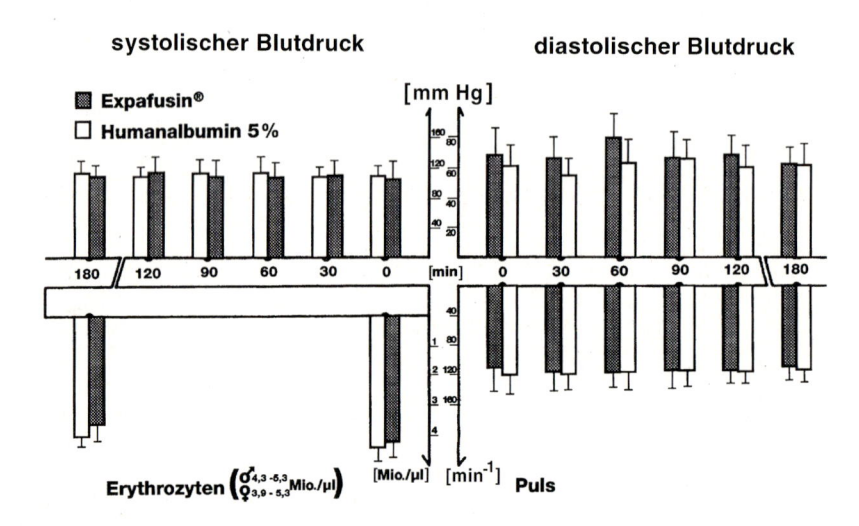

Abb. 2. Systolischer und diastolischer Blutdruck, Herzfrequenz und Erythrozytenzahl nach etwa 15 %igem intraoperativen Blutverlust bei Kindern; Ersatz durch HA 5 % oder HÄS 6 %

nen (v. a. in den Schweregraden III und IV) haben wir es in einer Studie mit dem von Pädiatern am häufigsten benutzten HA 5 % bei 30 Kindern (Alter 2–16 Jahre) in Intubationsnarkose verglichen. Die intraoperativen Blutverluste lagen in den etwa 3stündigen Operationen bei 400 ml, entsprechend 15 % des intravasalen Blutvolumens. Dieser Betrag wurde (additiv zur Basiselektrolytsubstitution) bei der randomisierten Studie durch HA 5 % oder HAES 6 % (70 000/0,5) in einer Menge von 14 ml/kg KG ersetzt. Bei der Randomisierung ergab sich eine Zuordnung von jeweils 15 Kindern in die HÄS- und in die HA-Gruppe. Alter, Geschlecht, Körpergewicht, Größe, Operationsart, Blutverlust und weitere klinische Parameter waren in den Gruppen vergleichbar [7].

Abbildung 2 zeigt, daß Puls- und Blutdruckverhalten stabil blieben und sich weder innerhalb der Gruppe noch im Gruppenvergleich signifikante Unterschiede ergaben. Nach einem mittleren Blutverlust von 15 % waren natürlich die Erythrozytenzahlen in beiden Gruppen deutlich abgefallen. Ebenso verminderten sich dilutionsbedingt Hämoglobin und Hämatokrit (Abb. 3). Halmagyi vermutet, daß eine HÄS-Infusion nicht nur zur Hämodilution führt, sondern über die verbesserte Rheologie zu homogenerer

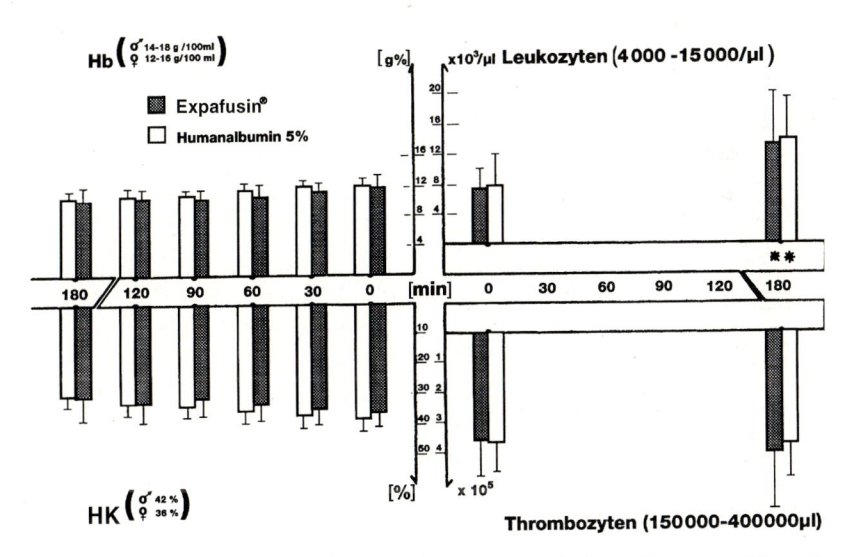

Abb. 3. Hämoglobin, Hämatokrit, Leukozyten- und Thrombozytenzahl nach etwa 15 %igem intraoperativen Blutverlust bei Kindern; Ersatz durch HA 5 % oder HÄS 6 %

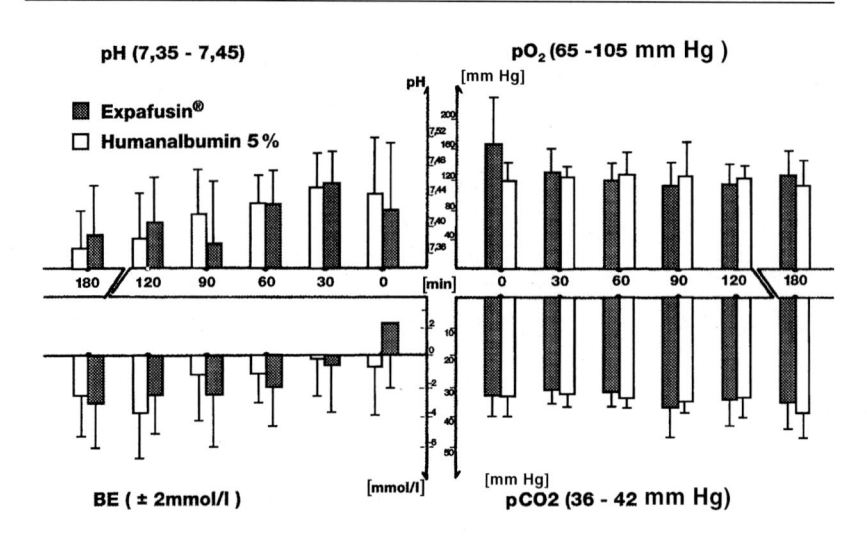

Abb. 4. Parameter der Blutgasanalysen im Verlauf von 3-h-Operationen nach etwa 15 %igem intraoperativen Blutverlust bei Kindern; Ersatz durch HA 5 % oder HÄS 6 %

Verteilung der Erythrozyten und daraus resultieren niedrigere Hb- und Hk-Werte [5]. Die Leukozyten stiegen in den Gruppen statistisch signifikant gegenüber den Ausgangswerten an; bei den Thrombozyten resultierten keine signifikanten Differenzen, es gab geringe Unterschiede zwischen der HÄS- und der HA-Gruppe. Die Gerinnungsparameter zeigten keine Unterschiede im Gruppenvergleich, veränderten sich aber im Verlauf der 3stündigen Operation. Der Quick-Wert war signifikant abgefallen. Im Thrombelastogramm fielen eine signifikante Verkürzung der Reaktions(r)-Zeit und noch stärker der Gerinnselbildungs(k)-Zeit auf; „r" dokumentiert den früheren Beginn der Gerinnung, „k" die schnellere Thrombenverfestigung. Risiken hinsichtlich der Gerinnung ergeben sich bei Volumensubstitution (auch nach Ansicht anderer Autoren: Diehl [2], Kirklin [9], Moggio [12], Puri [14]) weder durch HÄS noch HA. Selbst bei einer dilutionsbedingten mäßigen Thrombozytopenie ist der Coatingeffekt gering; eine reaktive Thrombozytopathie bleibt aus; möglicherweise auch als Folge verbesserter rheologischer Bedingungen.

Die Parameter der Blutgasanalysen (Abb. 4) waren als Ausdruck adäquater Ventilation weitgehend stabil, nur der pH-Wert zeigte eine Tendenz zur klinisch nicht relevanten (> 7,35), metabolischen Azidose, wobei die HA-Gruppe im Verlauf mehr Stabilität zeigte. Die Serumelektrolyte verhielten sich ganz unterschiedlich: Kalium blieb in beiden Gruppen unverändert; Natrium fiel in der HÄS-Gruppe von anfangs 142,7 mmol/l auf 137,3 mmol/l nach 3 h; in der HA-Gruppe von anfangs 138,0 mmol/l auf 134,2 mmol/l. Ich denke, die Studie und unsere weiteren klinischen Erfahrungen zeigen, daß HÄS und HA die aufgestellten Forderungen (s. vorige Übersicht) eines kolloidalen Volumenersatzmittels erfüllen, einige Vorteile liegen bei der HÄS:

1) Die intravasale Verweildauer überbrückt im wesentlichen nur die Phase des akuten Volumenmangels.
2) Es verbleibt nur so lange intravasal, bis die körpereigenen Regulationsmechanismen ausreichend eingesprungen sind.
3) Es wird so rechtzeitig ausgeschieden, daß eine langfristige Speicherung (auch im RES) vermieden wird.
4) Es zeigt die geringsten allergenen Reaktionen von allen kolloidalen Plasmaersatzmittel, v. a. in den Schweregraden III und IV.
5) Im Kostenvergleich ist HÄS ungleich preiswerter als HA (ca. 1/40).

Resümee: Der Einsatz von HA sollte gezielt erfolgen [4], klinisch relevante Defizite möglichst präoperativ ausgeglichen werden und perioperativ auf Patienten mit schwerer Hypalbuminämie (oder Kombination aus Volumen- und Proteinmangel) beschränkt bleiben. Die Vorteile des HA werden dann differenziert genutzt: als Träger (ca. 80 %) des kolloidosmotischen Drucks im Plasma und als Trigger der intravasalen, interstitiellen Wasser- und Volumenverteilung; als wichtiges Vehikel für Kationen, Enzyme, Hormone, Stoffwechselprodukte und Therapeutika wie Antibiotika und Anästhetika. Damit ist es nicht Mittel der 1. Wahl beim akuten perioperativen Volumenmangel.

Die Volumensubstitution mit kleinen Volumina hyperton-hyperonkotischer NaCl-Dextranlösung, die beim hämorrhagischen Schock vielversprechend beim Erwachsenen angewendet wird [15], ist bei Kindern wegen der oben genannten physiologischen Besonderheiten [1] kaum geeignet.

Für den perioperativen Volumenersatz beim Kind mit Verlusten > 15 ml/kg ziehen wir die Hydroxyäthylstärke 6 %; 70 000/0,5 vor.

Literatur

1. Altemeyer KH, Kraus GB (1990) Die perioperative Infusionstherapie im Kindesalter. Anaesthesist 39: 135–143
2. Diehl JT, Lester JL, Cosgrove DM (1982) Clinical comparison of hetastarch and albumin in postoperative cardiac patients. Ann Thorac Surg 34:674
3. Drinker DK, Field ME (1931) The protein content of mammalian lymph at the relation of lymph to tissue fluid. Am J Physiol 97: 32
4. Erstad BL, Gales BJ, Rappaport WD (1991) The use of albumin in clinical practice. Arch Intern Med 151: 901
5. Halmagyi M (1984) Zur Bewertung des kolloidalen Volumenersatzmittels HÄS 6%, 40/0,5. Anaesthesist 33: 73
6. Harke H et al. (1976) Der Einfluß verschiedener Plasmaersatzmittel auf Gerinnungssystem und Thrombozytenfunktion während und nach operativen Eingriffen. Anaesthesist 25: 366
7. Hausdörfer J, Hagemann H, Heine J (1986) Vergleich der Volumenersatzmittel Humanalbumin 5% und Hydroxyäthylstärke 6% (70 000/0,5) in der Kinderanästhesie. Anästh Intensivther Notfallmed 21: 137
8. Kiesewetter H, Jung F, Blume J, Bulling B, Franke RP (1986) Vergleichende Untersuchung von niedermolekularen Dextran- oder Hydroxyäthylstärkelösungen als Volumenersatzmittel bei Hämodilutionstherapie. Klin Wochenschr 64: 29
9. Kirklin JA, Lell WA, Kouchoukos NT (1984) Hydroxyethyl starch versus albumin for colloid infusion following cardiopulmonary bypass in patients undergoing myocardial revascularisation. Ann Thorac Surg 37: 40
10. Kori-Lindner C, Huber H (1978) Klinische Erfahrung mit einer 6%-igen Hydroxyäthylstärke 40.000-Lösung - Kreislaufparameter, Verträglichkeit. Infusionstherapie 5: 93–98
11. Lutz H, Peter K (1971) Langzeitbehandlung mit Plasmaersatzmitteln. Z Ges Exp Med 154: 224
12. Moggio RA, Rha CC, Somberg ED (1983) Hemodynamic comparison of albumin and hydroxyethyl starch in postoperative cardiac patients. Crit Care Med 11: 943
13. Peter K, Franke N (1985) Volumenmangel in der perioperativen Phase. In: Lutz H, Rother K (Hrsg) Plasmatherapie. Medizinische Verlagsgesellschaft, Stuttgart, S 59–68
14. Puri VK, Paidipaty B, White L (1981) Hydroxyethyl starch for resuscitation of patients with hypovolemia and shock. Crit Care Med 9: 833
15. Schürer L, Dautermann C, Härtl R (1992) Therapie des hämorrhagischen Schocks mit kleinen Volumina hyperton-hyperonkotischer NaCl-Dextranlösung. Anästhesiol Intensivmed Notfallmed Schmerzther 27: 209
16. Starling EH (1896) On the absorption of fluids from the connective tissue spaces. J Physiol (Lond) 19: 312

17. Staverman AJ (1951) The theory of measurement of osmotic pressure. Rec Trav Chimiques des Pays Bas 70: 344
18. Sunder-Plassmann L (1984) Pathophysiologische Grundlagen der akuten, isovolämischen Hämodilution. In: Lawin P, Paravicini D(eds) Hämodilution und Autotransfusion in der perioperativen Phase.Thieme, Stuttgart (INA-Schriftenreihe, Bd 49, pp 23-29)
19. Winchester JF (1992) The albumin dilemma. Am J Kidney Dis 20/1: 76-77

Hämodilution im Kindesalter – Gibt es Besonderheiten?

U. Hofmann

Unter den Verfahren der autologen Transfusion stellt die normovolämische Hämodilution (NHD) das am einfachsten durchführbare Verfahren dar. Es erfordert nur einen geringen apparativen sowie personellen Aufwand, ist einfach durchzuführen und im Vergleich mit anderen Methoden wie Eigenblutspende und intraoperativer Autotransfusion sehr kostengünstig [2, 3, 5, 11, 14, 19, 21, 24, 26, 30, 34, 35, 37, 43, 47, 50, 56, 57, 65, 66, 68, 69, 72, 77, 79, 80].

Direkt präoperativ wird dem Patienten Blut entnommen (angestrebter Hämatokrit 20–25%) und durch eine geeignete Austauschlösung ersetzt. Während der Operation geht nur das verdünnte Blut verloren und damit entsprechend weniger O_2-Träger. Das abgenommene Blut wird als Heparin- oder CPD-Blut bei Raumtemperatur gelagert und steht intra- oder postoperativ als autologes Warmblut zur Verfügung. Die Retransfusion erfolgt beim Absinken des Hämatokrit auf kritische Werte (um 15%). Ein sicherer Dilutionsgrad ist jedoch nicht allgemeingültig zu definieren, da der niedrigste tolerable Hämatokrit eine individuelle Größe darstellt [36, 42, 54].

In der Kinderanästhesie bietet sich diese Technik jedoch besonders an, da man es hier i. allg. mit kardiopulmonal unauffälligen Patienten zu tun hat, bei denen auch eine extreme Anämie, wie sie bei der NHD oft erreicht wird, ohne Probleme toleriert wird [7, 70, 59].

Pathophysiologie der normovolämischen Hämodilution

Oberstes Gebot während der Hämodilution ist die Gewährleistung einer ausreichenden O_2-Versorgung der Organe, insbesondere des Myokards [32].

Durch die NHD kommt es zu einer Verbesserung der rheologischen Eigenschaften des Blutes, der periphere Widerstand nimmt durch die Verdünnung ab, die Kapillardurchblutung steigt, was eine Verkürzung der Diffusionsstrecke bewirkt und damit eine Erleichterung der O_2-Versorgung der Gewebe zur Folge hat. Es kommt zu einer Steigerung des HZV auf das 2- bis 3fache der Norm, die jedoch durch die Senkung des peripheren Widerstandes ohne eine Erhöhung der Herzarbeit erreicht wird. Die Herzfrequenz bleibt stabil, die HZV-Steigerung wird über eine Erhöhung des Schlagvolumens gesichert. Hierfür ist ein adäquates intravasales Volumen (Normovolämie) unabdingbar notwendig, da nur so ein ausreichender venöser Rückstrom zum Herzen gewährleistet ist [15, 23, 31, 48, 55, 57, 60, 67, 73].

In der Anfangsphase der NHD kommt es über die Steigerung des HZV sogar zu einem Anstieg der O_2-Transportkapazität und damit zu einer verbesserten Oxygenierung bis zu einem Hämatokritwert von 20–25 %, bei dem der Ausgangswert wieder erreicht wird. Erst bei niedereren HK-Werten kommt es dann zu einem langsamen Abfall der O_2-Transportkapazität [27, 33, 45, 46, 75, 76].

Bei niedrigeren Hämatokritwerten kommen weitere Kompensationsmechanismen zum Tragen, die einer Hypoxie entgegenwirken. In den Geweben kommt es zu einer erhöhten O_2-Ausschöpfung, was sich in einem Abfall des zentralvenösen pO_2 bemerkbar macht. Die arteriovenöse pO_2-Differenz steigt an. Weiter kommt es in den Erythrozyten innerhalb von 30–60 min zu einem Anstieg des 2,3-Diphosphoglyceratgehalts und damit zu einer verbesserten O_2-Abgabe in den Geweben; die O_2-Bindungskurve wird nach rechts verschoben [48, 52].

Mit einer geeigneten Narkoseführung lassen sich die körpereigenen Kompensationsmechanismen unterstützen. Durch eine mäßige Hypothermie (pro 1 °C Senkung der Kerntemperatur vermindert sich der O_2-Verbrauch um 5 %) und eine konsequente Relaxation läßt sich der O_2-Verbrauch senken. Über eine Erhöhung der inspiratorischen O_2-Konzentration wird das Angebot verbessert und damit die O_2-Aufnahme in den Lungen erleichtert. Der Grenzbereich der NHD ist erreicht, wenn in den Organen die anaerobe Glykolyse zunimmt. Die entstehende Laktatazidose kann am schnellsten durch eine regelmäßige Kontrolle der Blutgase erkannt werden [40, 41, 74].

Eine kontrollierte Hypotension senkt die Herzarbeit und vermindert den Blutverlust ebenso wie eine Hochlagerung des Operationsfeldes [5].

Der minimale tolerable Hämatokritwert läßt sich nicht eindeutig festlegen, da er eine individuelle Größe darstellt und vom Allgemeinzustand des Patienten, sowie von etwaigen Vorerkrankungen abhängig ist. Bei gesunden Kindern werden jedoch i. allg. Hämatokritwerte bis etwa 15% problemlos toleriert [9, 16, 20, 29, 83].

Technik der Hämodilution

Nach Narkoseeinleitung erfolgt die Abnahme des Blutes über eine periphere Vene oder Arterie entweder als Heparinblut oder in einen CPD-Blutbeutel; die Lagerung erfolgt bei Raumtemperatur. Die Berechnung des abnehmbaren Blutvolumens erfolgt nach der Formel von Adzick et al. [1]:

$$V' = \frac{HK_i - HK_d}{\frac{HK_i + HK_d}{2}} \cdot V \; ;$$

HK_i = HK vor NHD,

HK_d = angestrebter HK,

V = Blutvolumen,

V' = abnehmbares Blutvolumen.

Auch die Formeln von Schaller et al. [63, 64] werden benutzt:

A. Berechnung des Erythrozytenvolumens (EV):

$EV = V \cdot kg\ KG \cdot HK_i / 100.$

B. Erythrozytenvolumen bei HK = 20:

$EV_{20} = 0,2 \cdot V \cdot kg\ KG$.

C. Abnehmbares Erythrozytenvolumen:

$EV_a = EV - EV_{20}$.

D. Abnehmbares Blutvolumen:

$BV_a = EV_a \cdot 100/HK_i$.

Der Hämatokrit wird so initial auf 20–25 % gesenkt. Sinkt der Wert intraoperativ auf 15–20 % ab, wird das autologe Warmblut retransfundiert. Wird der untere Grenzwert nicht erreicht, so wird mit der Retransfusion begonnen, sobald kein intraoperativer Blutverlust mehr zu erwarten ist. Wurde intraoperativ eine Hypothermie durchgeführt, so wird postoperativ die Extubation erst bei einer Kerntemperatur von mindestens 35 °C durchgeführt [29, 38].

Austauschlösungen

Als Blutersatz bei der NHD werden kristalloide (Ringer-Laktat) sowie kolloide Lösungen (Humanalbumin, HÄS, Dextrane sowie Gelatinepräparate) eingesetzt [17, 28, 76].

Werden Kristalloide verwendet, muß mindestens die 3fache Menge des entnommenen Blutvolumens zugeführt werden. Zusätzlich muß während der gesamten NHD aufgrund der kurzen intravasalen Verweildauer ausreichend nachinfundiert werden. Bei langdauernden Eingriffen muß durch eine Umverteilung in das Interstitium mit ausgeprägten Ödemen gerechnet werden. Dies kann z. B. bei Baucheingriffen zu Problemen beim Bauchwandverschluß führen. Der Vorteil der Kristalloide ist ihre schnelle Mobilisierbarkeit. Daher treten am Ende der NHD mit Retransfusion des autologen Blutes i. allg. keine Volumenprobleme auf. Weiter sind keine oder nur geringe Auswirkungen auf das Gerinnungssystem zu erwarten [12].

Kommen kolloide Lösungen zum Einsatz, so sind insbesondere bei den Dextranen die Maximaldosierungen (15 ml/kg KG/Tag) zu beachten, da es sonst zu Auswirkungen auf die Gerinnung kommen kann. Auch ihre allergene Potenz muß beim Einsatz berücksichtigt werden. Gelatinepräparate können zwar in beliebiger Menge infundiert werden, sie besitzen jedoch eine relativ kurze intravasale Verweildauer und bieten dadurch keinen großen Vorteil gegenüber den kristalloiden Lösungen [49, 51].

Bei den Hydroxyäthylstärkepräparaten (HÄS) hat sich HÄS 200 0,5 6% am besten bewährt. Es gelten hierbei die gleichen Maximaldosierungen wie bei den Dextranen (15-20 ml/kg KG). Es gibt jedoch Berichte, daß bei HÄS 200 0,5 6% auch höhere Maximaldosen ohne Nebenwirkungen vertragen werden. So infundierten Adzick et al. [1] bis 55 ml/kg KG ohne daß sie klinisch relevante negative Auswirkungen auf die Gerinnung nachweisen konnten [25, 32, 44, 71].

Die teuerste Alternative stellt Humanalbumin dar, das wegen fehlender Erfahrungen mit künstlichen Kolloiden bei Kindern oft eingesetzt wird. Im Rahmen der NHD weisen neuere Untersuchungen darauf hin, daß die Auswirkungen auf das Gerinnungssystem ausgeprägter und länger anhaltend als nach HÄS-Infusionen sind [4, 8, 39].

Nach Durchsicht der aktuellen Literatur kann die Empfehlung gegeben werden, daß bei kürzerdauernden Eingriffen die Dilutionslösung der Wahl Ringer-Laktat sein sollte; bei langdauernden Operationen sollte HÄS 200 0,5 6% eingesetzt werden, da mit dieser Lösung weniger Probleme bei der Aufrechterhaltung der Normovolämie zu erwarten und postoperative Ödeme deutlich geringer ausgeprägt sind. Gute Erfolge werden auch mit der Kombination der beiden Lösungen erzielt.

Narkose und Monitoring während der normovolämischen Hämodilution

Es hat sich im Kindesalter eine Kombinationsnarkose mit Halothan und Fentanyl bewährt; die Relaxation sollte mit Atracurium oder Vecuronium durchgeführt werden. Pancuronium ist für diese Zwecke weniger geeignet, da es durch seine sympathomimetische Wirkung zur Tachykardie und damit zu einem erhöhten myokardialen O_2-Verbrauch führen kann. Über einen großlumigen (16-18 gg.) peripheren Zugang oder eine arterielle Nadel erfolgt die

Blutabnahme. Zur Überwachung des ZVD erfolgt die Einlage eines zentralvenösen Katheters. Eine arterielle Kanüle (22-24 gg.) ist zur kontinuierlichen blutigen Druckmessung sowie zur Überwachung der Blutgase erforderlich [58, 62]. Die Urinausscheidung wird mit einem Blasenkatheter kontrolliert. Das weitere Monitoring umfaßt Kapnometrie, Pulsoxymetrie und Überwachung der Kerntemperatur mittels Ösophagussonde. Laborkontrollen (Hb, HK, Elektrolyte und Blutgase) werden in 1/2-bis 1stündigen Abständen durchgeführt [10, 81].

Die transkutane Überwachung des pO_2 hat sich bei der NHD bewährt, da wertvolle Rückschlüsse auf die O_2-Versorgung im kapillären Stromgebiet gewonnen werden können. Solange der transkutane O_2-Partialdruck im Normbereich ist, kann von einer ausreichenden Oxygenierung ausgegangen werden. Bei niedrigeren Werten muß eine Hypoxie, Hypovolämie oder eine zu weitgehende Dilution ausgeschlossen werden.

Durch die Infusion großer Mengen Ersatzlösung von Raumtemperatur wird eine mäßige Hypothermie erreicht. Sinkt die Kerntemperatur unter 33 °C muß mit Herzrhythmusstörungen gerechnet werden.

Zur Verminderung des intraoperativen Blutverlustes wird eine kontrollierte Hypotension mit einem mittleren Blutdruck von 40-50 mm Hg angestrebt. Dies läßt sich durch eine entsprechende Anpassung der inspiratorischen Halothankonzentration erreichen. Weiterhin kann durch Hochlagerung des Operationsfeldes ein verminderter Blutverlust über das Wundgebiet erreicht werden.

Indikationen und Kontraindikationen zur normovolämischen Hämodilution

Den Einsatz der NHD im Kindersalter bietet sich bei allen Eingriffen an, die einen Blutverlust von mindestens 20-30% des intravasalen Volumens erwarten lassen. Hier sind insbesondere große orthopädische Eingriffe, ausgedehnte Tumorresektionen sowie große Bauch- und Gefäßoperationen zu nennen [1, 13, 22, 53, 61, 78, 82]. Haberkorn u. Dangel [18] berichten über Eingriffe mit einem intraoperativen Blutverlust von bis zu 75% des errechneten Blutvolumens die unter alleiniger NHD ohne Fremdbluttransfusion durchgeführt wurden. Diese ausgedehnten Hämodilutionen setzen größere Erfahrungen mit der Methode voraus, da mit dem Grad der Dilution die Probleme bei der Aufrechterhaltung der Normovolämie zunehmen.

Nicht angewendet werden sollte das Verfahren der NHD bei allen Kindern, die unter einer ausgeprägteren Einschränkung der kardiopulmonalen Anpassungsfähigkeit leiden.

Schlußfolgerungen

Die NHD im Kindesalter empfiehlt sich als effizientes und kostengünstiges Verfahren zur autologen Transfusion und vermindert somit die Frequenz und damit die Risiken homologer Blutübertragungen. Der Effekt der NHD läßt sich durch die Kombination mit anderen autologen Transfusionsverfahren wie präoperativer Eigenblutspende und intra- sowie postoperativer Autotransfusion steigern [52, 80].

Literatur

1. Adzick NS, deLorimier AA, Harrison MR, Glick PL, Fisher DM (1985) Major childhood tumor resection using normovolemic hemodilution anesthesia and hetastarch. J Pediatr Surg 20: 372–375
2. Ahnefeld FW (1992 a) Fremdblutsparende Methoden in der operativen Medizin, Teil 1. Anästh Intensivmed 33: 161–165
3. Ahnefeld FW (1992 b) Fremdblutsparende Methoden in der operativen Medizin, Teil 2. Anästh Intensivmed 33: 200–203
4. Bergmann H, Blauhaut B, Brücke P, Necek S, Vinazzer H (1976) Frühe Gerinnungsveränderungen bei akuter präoperativer Hämodilution mit Humanalbumin und Ringer-Laktat. Anästhesist 25: 175–180
5. Bernière J, Scemama MP, Granados M, Beurier C, Bercovy M (1982) Intérèt de l'hémodilution normovolémic intentionelle associée à un vasoconstricteur capillaire, l'ornipressine, dans la chirurgie du rachis. Ann Fr Anesth Reanim 1: 419–423
6. Bernière J, Traineau R, Scemama MP, Granados M (1983) Intérèt de l'hémodilution et des autotransfusions différées dans la chirurgie du rachis de l'enfant et de l'adolescent. Rev Franc Transfus Immuno-Hemat 2: 223–234
7. Blenk H (1985) Transfusion von Blutbestandteilen: Können Risiken ausgeschlossen werden? Notfallmedizin 11: 800–805

8. Bormann B von, Sticher J, Ratthey K, Idelberger R, Hempelmann G (1990) Volumensubstitution während akuter normovolämischer Hämodilution (ANH). Humanalbumin 5 % vs. Hydroxyäthylstärke 6 %. Infusionstherapie 17: 142–146
9. Buckley MJ, Austen WG, Goldblatt A, Laver MB (1970) Severe hemodilution and autotransfusion for surgery of congenital heart disease. Surg Forum 21: 160–162
10. Clark RE, Beasley WE, Sode J, Mills M (1973) The lack of influence of hemodilution perfusion on alterations in total body potassium. J Thoracic Cardiovasc Surg 65: 112–117
11. Coburg AJ (1977) Die akute normovolämische Hämodilution in klinischer Anwendung. Springer, Berlin Heidelberg New York (Anästhesie und Wiederbelebung, Bd 104)
12. DeBoer A (1969) Body fluid compartment changes following large volume hemodilution. Arch Surg 98: 602–606
13. Dubousset AM, Dubousset J, Loose JP (1981) Auto-transfusion peroperatoire et hémodilution aigue en chirurgie orthopedique. Rev Chir Orthoped Peparatrice Appareil Moteur 67: 609–615
14. Gelin LE, Jansen H (1975) Moderate preoperative hemodilution, mortality and thrombus formation in general surgery. In: Meßmer K, Schmid-Schönbein H (eds) International hemodilution. Karger, Basel, pp 239–247
15. Gottstein U (1981) Einfluß der Hämodilution sowie der Blutviskosität auf die zerebrale Zirkulation. Drug Res 31: 2028–2032
16. Guest MM, Bond TP (1972) Effekt of hemodilution on hemostasis and coagulation. In: Meßmer K, Schmid-Schönbein H (eds) Clinical application of HD. Karger, Basel, pp 298–308
17. Haaß A, Kroemer H, Jäger H, Müller K, Decker I, Wagner EM et al. (1986) Dextran 40 oder Haes 200/0,5? Hämorrheologie der Langzeitbehandlung beim ischämischen zerebralen Insult. Dtsch Med Wochenschr 44: 1681–1686
18. Haberkorn M, Dangel P (1991) Normovolaemic haemodilution and intraoperative autotransfusion in children: Experience with 30 cases of spinal fusion. Eur J Pediatr Surg 1: 30–35
19. Heilmann L (1987) Hämodilution in der operativen Medizin. In: Heilmann L, Beez M (Hrsg) Neuere klinische Aspekte der HD. Schattauer, Stuttgart, S 295–305
20. Henling CE, Carmichael MJ, Keats AS, Cooley DA (1984) Cardiac operations for congenital heart disease in children of Jehovah's Witness. J Throac Cardiovasc Surg 89: 914–920
21. Henn-Beilharz A, Krier C (1991) Wege zur Einsparung von Fremdblut – Konzepte zur autologen Transfusion. Anästhesiol Intensivmed Notfallmed Schmerzther 26: 61–75
22. Hofmann U, Kellnar S, Reindl D (1989) Anästhesie bei operativen Eingriffen mit großem Blutverlust. In: Kretz F-J, Eyrich K (Hrsg) Kinderanästhesiesymposium. Springer, Berlin Heidelberg New York Tokyo, S 254–262
23. Holzman IR, Tabata B, Edelstone I (1986) Blood flow and oxygen delivery to the organs of the neonatal lamb as a funktion of hematocrit. Pediatr Res 20: 1274–1279

24. Hong-hai S, Hong-sheng T, Jun C, Zi-li C (1983) Saving blood in open-heart surgery with extracorporal circulation. Chin Med J [Engl] 96: 743–746
25. Jesch F, Klövekorn WP, Sunder-Plassmann L, Seifert J, Meßmer K (1975) HÄS als Plasmaersatzmittel: Untersuchungen mit isovolämischer Hämodilution. Anästhesist 24: 202–209
26. Kiesewetter H, Jung F (1987) Durchblutungsstörungen: Hämatokrit als Risikofaktor, Hämodilution als mögliche Therapie. Arzneimitteltherapie 5: 151–162
27. Kiesewetter H, Jung F, Blume J, Gerhards M (1987) Hämodilution bei Patienten mit peripherer arterieller Verschlußkrankheit im Stadium IIb. Klin Wochenschr 65: 324–330
28. Kiesewetter H, Jung F, Blume J, Bulling B, Franke RP (1986) Vergleichende Untersuchung von niedermolekularen Dextran- oder HÄS-Lösungen als Volumenersatzmittel bei Hämodilutionstherapie. Klin Wochenschr 64: 29–37
29. Klövekorn WP (1990) Der kritische Hämatokrit aus der Sicht des Kardiochirurgen. Anästhesist 39 [Suppl 1]: 49
30. Klövekorn WP, Meßmer K (1976) Warum entspricht der berechnete „in vitro" Effekt der Hämodilution nicht den klinischen Tatsachen. Anästhesist 25: 193–194
31. Klövekorn WP, Pichlmaier H, Ott E, Bauer H, Sunder-Plassmann L, Meßmer K (1974) Akute präoperative Hämodilution – eine Möglichkeit zur autologen Bluttransfusion. Chirurg 45: 452–458
32. Kraatz J, van Ackern K, Glocke H, Martin E, Peter K, Schmitz E (1975) Kreislaufveränderungen bei präoperativer isovolämischer Hämodilution mit einer gemischten Lösung aus HÄS und Humanalbumin 5%. Anästhesist 24: 210–215
33. Kramer K, Prucksunand P, Brechtelsbauer H (1972) Influence of hematocrit changes on renal blood circulation and natriuresis. In: Meßmer K, Schmid-Schönbein H (eds) Clinical applications of HD. Karger, Basel, pp 203–214
34. Krüger GA (1976) Erfahrungen bei Anwendung der präoperativen isovolämischen Hämodilution an einem mittleren Krankenhaus. Anästhesist 25: 170–171
35. Laks H, Pilon RN, Klövekorn WP, Anderson W, MacCallum JR, O'Connor NE (1974) Acute hemodilution. Ann Surg 180: 103–109
36. Laver MB, Buckley MJ (1972) Extreme hemodilution in the surgical patient. In: Meßmer K, Schmid-Schönbein H (eds) Clinical applications of HD. Karger, Basel, pp 215–228
37. Lawin P, Paravicini D (Hrsg) (1984) Hämodilution und Autotransfusion in der perioperativen Phase. Thieme, Stuttgart, New York INA, Bd 49, S 23–48
38. Lawson NW, Ochsner JL, Mills NL, Leonard GL (1974) The use of hemodilution and fresh autologous blood in open-heart surgery. Anesth Analg 53: 672–682
39. Martin E, Armbruster I, Fischer E, Kraatz J, Kersting KH, Oberst R et al. (1976) Gerinnungsveränderungen bei Anwendung verschiedener Diluti-

onslösungen bei präoperativer isovolämischer Hämodilution. Anästhesist 25: 181–184
40. Mehrkens HH (1990) Der kritische Hämatokrit aus anästhesiologischer Sicht. Anästhesist 39 [Suppl 1]: 50
41. Meiselman HJ (1972) In vivo viscometry: Effect of hemodilution. In: Meßmer K, Schmid-Schönbein H (eds) Hemodilution. Karger, Basel, pp 143–159
42. Meißner F von, Müller-Wiefel H, Papachrysantou C (1975) Zur Frage der routinemäßigen Anwendung der induzierten präoperativen Hämodilution bei gefäßchirurgischen Eingriffen. Med Monatsschr 29: 203–205
43. Meßmer K (1976) Hämodilution. Anästhesist 25: 123
44. Meßmer K (1975) Grundlagen der akuten präoperativen Hämodilution und Autotransfusion. In: Ahnefeld FW, Bergmann H, Burri C, Dick W, Halmgyi M, Rügheimer E (Hrsg) Indikation, Wirkung und Nebenwirkungen kolloidaler Volumen-Ersatzmittel. Springer, Berlin Heidelberg New York, S 1–9
45. Meßmer K (1975) Hemodilution. Surg Clin North Am 55: 659–677
46. Meßmer K (1976) Zusammenfassung des Round-Table-Gespräches über präoperative Hämodilution. Anästhesist 25: S185-S188
47. Meßmer K, Görnandt L, Jesch F, Sinagowitz E, Sunder-Plassmann L, Kessler M (1973a) Oxygen transport and tissue oxygenation during hemodilution with dextran. In: Bruley DF, Bicher HJ (eds) Oxygen transport to tissue. Plenum Press, New York London, pp 669–680
48. Meßmer K, Görnandt L, Sinagowitz E, Sunder-Plassmann L, Jesch F et al. (1973b) Local oxygen tension in tissue of different organs during limited hemodilution. In: Bruley DF, Bicher HJ (eds) Clinical aspects of microcirculation. Karger, Basel, pp 327–332
49. Meßmer K, Jesch F (1978) Volumenerstatz und Hämodilution durch Hydroxyäthylstärke. Infusionstherapie 5: 169–177
50. Meßmer K, Lewis DH, Sunder-Plassmann L, Klövekorn WP, Mendler N et al. (1972a) Acute normovolemic hemodilution. Eur Surg Res 4: 55–70
51. Meßmer K, Lewis DH, Sunder-Plassmann L, Klövekorn WP, Mendler N (1972b) The hemodynamic effectiveness of colloids in hemoconcentration. In: Meßmer K, Schmid-Schönbein H (eds) Hemodilution. Karger, Basel, pp 123–132
52. Meßmer K, Sunder-Plassmann L, Jesch F, Görnandt L, Sinagowitz E et al. (1972c) Oxygen supply to the tissues during limited normovolemic hemodilution. Res Exp Med 159: 152–166
53. Milam JD, Austin SF, Nihill MR, Keats AS, Cooley DA (1985) Use of sufficient hemodilution to prevent coagulopathies following surgical correction of cyanotic heart disease. J Thorac Cardiovasc Surg 89: 623–629
54. Niemer M (1985) Akute isovolämische Hämodilution. In: Niemer M, Nemes C (Hrsg) Datenbuch Anästhesie. Fischer, Stuttgart, S 400–401
55. Peter K, van Ackern K, Berend D, Buchert W, Kersting KH et al. (1974) Klinische Untersuchung über die Kreislaufbeeinflussung bei Anwendung der präoperativen isovolämischen Hämodilution. Prakt Anästh 9: 387–395
56. Peter K, van Ackern K, Glocke M, Kraatz J, Lutz H, Martin E (1975) Eigene Erfahrungen mit der Hämodilution. In: Ahnefeld FW, Bergmann H, Burri

C, Dick W, Halmgyi M, Rügheimer E (Hrsg) Indikation, Wirkung und Nebenwirkungen kolloidaler Volumen-Ersatzmittel, Springer, Berlin Heidelberg New York, S 10–14
57. Pichlmayr I (1976) Hämodilution: Grundlagen und Praxis. Anästh Prax 12: 41–48
58. Pichlmayr I, Coburg AJ, Pichlmayr (1976) Spezielle Gesichtspunkte zur Narkoseführung bei akut hämodilutierten Patienten. Anästhesist 25: 156–160
59. Pichlmayr I, Sippel R, Coburg AJ, Grosse H (1975) Hämodilution und Gehirndurchblutung. Anästhesist 24: 440–443
60. Replogle R (1972) Hemodynamic compensation of acute changes of the hemoglobin concentration. In: Meßmer K, Schmid-Schönbein H (eds) Clinical applications of HD. Karger, Basel, pp 160–173
61. Roure P, Leclerc AC, Jean N, Cabanel N, Duvaldestin P (1984) Hémodilution normovoémique intentionelle associée à l'autotransfusion en chirurgie orthopédique infantile. Cahiers Anesthesiologie 32: 179–184
62. Salem MR, Bennett E (1980) Anesthetic care of pediatric surgical patients. Crit Care Med 8: 541–547
63. Schaller RT, Schaller J, Furman EB (1984) The advantages of hemodilution anesthesia for major liver resection in children. J Pediatr Surg 19: 705–710
64. Schaller RT, Schaller J, Morgan A, Furmann EB (1983) Hemodilution anesthesia: A valuable aid to major cancer surgery in children. Am J Surg 146: 79–84
65. Schirmer U, Ahnefeld FW (1992) Fremdblutsparende Maßnahmen und Volumenersatz in der Herzchirurgie, Teil 1. Anästh Intensivmed 33: 254–257
66. Schirmer U, Ahnefeld FW (1992) Fremdblutsparende Maßnahmen und Volumenersatz in der Herzchirurgie, Teil 2. Anästh Intensivmed 33: 283–289
67. Schmid-Schönbein H (1975) Blood rheology and the distribution of blood flow within nutrient capillaries. In: Meßmer K, Schmid-Schönbein H (eds) Intentional hemodilution. Karger, Basel, pp 1–15
68. Schricker K, Schricker E (1983) Autologe Bluttransfusion. Z Kinderchir 38: 139–144
69. Siekmann U (1987) Die Hämodilutionstherapie bei Risikoschwangerschaften. In: Heilmann L, Beez M (Hrsg) Neuere klinische Aspekte zur HD. Schattauer, Stuttgart, S 185–198
70. Singler RC (1983) Acute normovolemic hemodilution. In: Gregory GA (eds) Pediatric anesthesia. Churchill Livingstone, New York, pp 564–577
71. Sliwka A (1981) Die kombinierte normovolämische Hämodilution mit Humanalbumin und Dextran 60 an urologischen Patienten. Dissertation, Institut für Chirurgische Forschung der Ludwig-Maximilians-Universität München
72. Sunder-Plassmann L, Kessler M, Jesch F, Dieterle R, Meßmer K (1975) Acute normovolemic hemodilution. In: Meßmer K, Schmid-Schönbein H (eds) Intentional hemodilution. Karger, Basel, pp 44–53
73. Sunder-Plassmann L, Klövekorn WP, Meßmer K (1971) Blutviskosität und

Hämodynamik bei Anwendung kolloidaler Volumenersatzmittel. Anästhesist 20: 172–180
74. Sunder-Plassmann L, Klövekorn WP, Meßmer K (1976) Präoperative Hämodilution: Grundlagen, Adaptationsmechanismen und Grenzen klinischer Anwendung. Anästhesist 25: 124–130
75. Sunder-Plassmann L, Klövekorn WP, Meßmer K (1972) Hemodynamic and rheological changes induced by hemodilution with colloids. In: Meßmer K, Schmid-Schönbein H (eds) Clinical application of HD. Karger, Basel, pp 184–202
76. Sunder-Plassmann L, Klövekorn WP, K Meßmer (1971) Blutviskosität und Hämodynamik bei Anwendung kolloidaler Volumenersatzmittel. Anästhesist 20: 172–180
77. Takaroi M, Safar P, Galla SJ (1970) Changes in body fluid compartments. Arch Surg 100: 263–268
78. Urzua J, Irarrazaval M, Moran S, Maturana G, Valdes F et al. (1979) Bloodless cardiac surgery utilizing a new low-prime oxygenator. Artif Organs 3: 361–364
79. Walker CHM, Mackintosh TF (1972) The Treatment of hyperviscosity syndromes of the newborn with hemodilution. In: Meßmer K, Schmid-Schönbein H (eds) Clinical application of HD. Karger, Basel, pp 271–288
80. Weidringer G, Hasselbring H, Steinlein H (1976) Wie groß ist der Nutzeffekt der präoperativen Hämodilution wirklich? Anästhesist 25: 189–192
81. Yokoyama M, Fujikura I, Yokoyama K, Sakakibara S (1972) Transient hypopotassemia and ECG changes following hemodilution perfusion. Arch Surg 104: 640
82. Zagra A, Oriani G, Lamartina C, Pedesini G (1982) Normovolaemic hemodilution in spinal fusion for scoliosis. Orthopaedics 6: 129–132
83. Zander R (1990) Der kritische Hämatokrit aus physiologischer Sicht. Anästhesist 39 [Suppl 1]: 48

Vorbehandlung von Blutkonserven bei Kindern – Warum und wann?

S. Stolte

Es gibt – entsprechend der Indikation – verschiedene Formen der Vorbehandlung von Blutkonserven. Zur Sensibilisierungsprophylaxe für häufig transfusionsbedürftige Patienten werden beispielsweise Erythrozytenkonzentrate eingesetzt, deren Leukozytengehalt man zuvor durch Sedimentation und mechanische Trennung oder auch durch Filterung stark reduziert hat. Mehrmaliges Waschen von Erythrozytenkonzentraten vor einer Transfusion ist bei Patienten mit Antikörpern gegen Plasmaproteine, z. B. im Rahmen eines IgA-Mangels, indiziert. Auf die Bestrahlung von Blutkonserven mit Gammastrahlen wird im folgenden näher eingegangen. Auch wenn die Indikation zur Bestrahlung nur selten gegeben ist, ist die Kenntnis hierüber von Bedeutung, um schwerwiegende Komplikationen zu vermeiden.

Bestrahlung – Warum?

Mit der Gabe von Erythrozytenpräparaten sowie anderen Blutbestandteilen wie z. B. Thrombozytenkonzentraten oder Leukozytenkonserven werden u. a. auch funktionstüchtige T-Lymphozyten transfundiert. Diese sind unter bestimmten Umständen in der Lage, sich gegen Zellen des Empfängers zu richten, d. h. es kann zu einer sogenannten Graft-versus-host-Reaktion (GVHR) mit den entsprechenden Krankheitssymptomen kommen.

**Voraussetzungen
für eine Graft-versus-host-Reaktion**

- Übertragenes Transplantat oder Blutprodukt enthält immunkompetente, noch teilungsfähige T-Lymphozyten.
- Histoinkompatibilität zwischen Spender und Empfänger.
- Zellulärer Immundefekt des Empfängers.

Unabdingbare Voraussetzung für eine GVHR z. B. nach Transfusion ist, daß in der Blutkonserve immunkompetente, noch teilungsfähige T-Lymphozyten vorhanden sind, wie dies in der Regel der Fall ist. Des weiteren müssen die transfundierten Lymphozyten den Empfänger als fremd erkennen, d. h. es müssen Unterschiede im HLA-Muster von Spender und Empfänger bestehen. Daß es nach einer Transfusion nicht häufiger zu einer GVHR kommt, liegt daran, daß die transfundierten T-Lymphozyten normalerweise vom Empfänger rasch eliminiert werden. Gefährdet sind folglich jene Patienten, bei denen ein Defekt der zellulären Immunabwehr besteht.

Sehr selten kann es jedoch auch bei anscheinend immunkompetenten Patienten nach Transfusion zu einer GVHR kommen. Es existieren hierzu zahlreiche Fallberichte, insbesondere aus Japan [13, 18]: In 3 von 4 nachträglich untersuchten Fällen scheint der Spender homozygot für einen der HLA-Haplotypen des Empfängers, der Empfänger heterozygot gewesen zu sein [23]. Dadurch wurden die transfundierten T-Lymphozyten nicht als fremd erkannt, folglich auch nicht eliminiert, so daß es zu einer GVHR kommen konnte. Eine solche HLA-Konstellation findet sich beispielsweise auch häufiger unter Verwandten als unter Nichtverwandten, weswegen bei der gerichteten Blutspende Verwandter 1. Grades immer das – wenn auch wohl sehr geringe – Risiko einer GVHR besteht [3, 19, 21].

**Manifestationen
einer transfusionsassoziierten Graft-versus-host-Reaktion
(TA-GVHR)**

- *Haut*: makulopapulöses Exanthem, in extremen Fällen akute toxische Epidermolyse.

- *Leber*: Hepatomegalie mit Ikterus und Anstieg der Transaminasen.
- *Magen-Darm-Trakt*: Gastroenteritis mit z. T. massiver Diarrhö.
- *Knochenmark*: Hypo- bis Aplasie mit Panzytopenie

Die klinischen Symptome einer transfusionsassoziierten GVHR setzen in der Regel 2 bis spätestens 30 Tage nach Transfusion ein. Neben hohem Fieber kommt es zu einem makulopapulösen Exanthem, es findet sich eine Hepatomegalie mit Ikterus sowie erhöhten Transaminasen, die Patienten leiden an einer Gastroenteritis mit z. T. heftigen Durchfällen [2, 5, 10].

Entscheidend für den Krankheitsverlauf ist die irreversible Zerstörung des Knochenmarks. Mehr als 90% der Patienten versterben innerhalb eines Monats, meist an den Folgen sekundärer Infektionen [5].

Nachdem Therapieversuche – u. a. mit Steroiden, Cyclophosphamid oder auch Anti-T-Zell-Antikörpern – bisher wenig erfolgreich waren, ist die Prophylaxe von entscheidender Bedeutung [4, 10, 22].

Prophylaxe der transfusionsassoziierten Graft-versus-host-Reaktion

- Bestrahlung mit 15–50 Gy.
- Bestrahlung von Vollblut, Erythrozytenkonzentraten, Thrombozytenpräparaten, Leukozytenpräparaten.

Durch die Bestrahlung einer Blutkonserve mit Gammastrahlen kann (dosisabhängig) die Proliferation transfundierter T-Lymphozyten unterbunden und somit eine GVHR verhindert werden [6]. Die Empfehlungen zur Bestrahlungsdosis sind uneinheitlich; sie liegen zwischen 15 und 50 Gy, wobei man heutzutage eher zu den mittleren bis höheren Werten tendiert [2, 3, 7, 12, 24]. Wir verwenden z. Z. 30 Gy, eine Dosis, die auch in den aktuellen Richtlinien zur Blutgruppenbestimmung und Bluttransfusion, aufgestellt vom wissenschaftlichen Beirat der Bundesärztekammer, empfohlen wird [26].

Bei entsprechender Indikation sollten alle Blutkomponenten, die funktionstüchtige T-Lymphozyten enthalten, wie z. B. Vollblut, Erythrozytenkonzentrate, Leukozyten- und Thrombozytenpräparate bestrahlt werden [2,10]. Nachdem davon auszugehen ist, daß auch in tiefgefrorenen Komponenten noch proliferationsfähige T-Lymphozyten vorhanden sind, sollten konsequenterweise auch tiefgefrorene Erythrozytenkonserven und Fresh-frozen-plasma bestrahlt werden, zumal bereits ein Fall von GVHR nach Gabe von unbestrahltem Fresh-frozen-Plasma veröffentlicht worden ist [5,10,25].

Es gibt mehrere Untersuchungen zu der Frage, inwieweit die anderen Blutbestandteile durch eine Bestrahlung evtl. geschädigt werden. Die Ergebnisse hierzu sind z. T. widersprüchlich, alles in allem scheint es jedoch durch Bestrahlung bis zu einer Dosis von 50 Gy zu keiner wesentlichen, klinisch relevanten Beeinträchtigung der Erythrozyten-, Thrombozyten- oder Granulozytenfunktion zu kommen [6,11,15,17]. Allerdings konnte gezeigt werden, daß der Plasmakaliumspiegel bei der Lagerung von bestrahlten Blutkonserven ab dem 2. Tag deutlich ansteigt [14]. Es wird daher von einigen Autoren empfohlen, Blutkonserven für Kinder erst direkt vor der Transfusion zu bestrahlen - so ist es bei uns üblich -, oder aber Konserven, die vor der Lagerung bestrahlt wurden, vor der Gabe zu waschen [8, 14, 16].

Die Bestrahlung gilt z. Z. noch als sicherste Methode, eine GVHR zu verhindern. Andere Verfahren, wie z. B. der Einsatz von Leukozytenfiltern, sind zwar in der Lage, die Leukozytenzahl deutlich zu reduzieren, ein ausreichender Schutz vor einer GVHR ist jedoch nicht gesichert [1,2,10].

Bestrahlung - Wann?

Berücksichtigt man den Pathomechanismus einer transfusionsassoziierten GVHR und bezieht man die bisher veröffentlichten Fälle mit ein, so sind besonders Kinder mit angeborenen oder erworbenen Immundefekten als gefährdet anzusehen. Dementsprechend sollten Kinder mit einem angeborenen zellulären Immundefekt (z. B. *schweres, kombiniertes Immundefektsyndrom, Wiskott-Aldrich-Syndrom, Di-George-Syndrom*) und Kinder vor bzw. nach einer *Knochenmarktransplantation*, da diese extrem immunsuppressiv behandelt werden, nur bestrahlte Blutprodukte erhalten [2, 3, 19]. Auch bei der *intrauterinen Transfusion* wird wegen des noch unreifen Immunsystems des Fetus der Einsatz bestrahlter Konserven empfohlen [2, 3, 19]. Eine weitere Indikation zur Bestrahlung ist die *gerichtete Blutspende Verwandter 1. Grades*, da hier, wie eingangs erwähnt, eine mögliche HLA-Ähnlichkeit zwischen Spender und Empfänger eine GVHR verursachen könnte [19, 20, 21].

Die genannten Indikationen für den Einsatz bestrahlter Konserven sind allgemein akzeptiert. Umstritten ist der generelle Einsatz bestrahlter Konserven bei Frühgeborenen, der Einsatz zur Austauschtransfusion beim Neugeborenen oder auch der Einsatz bei Kindern mit malignen Erkrankungen, die unter aggressiver Chemo- und/oder Radiotherapie stehen [2, 3, 5, 9, 19]. Letztere erhalten bei uns z. Z. in der Regel bestrahlte Blutprodukte; Blutkonserven für Frühgeborene werden nicht routinemäßig bestrahlt.

Abschließend möchte ich folgendes festhalten: Auch wenn es nach einer Transfusion äußerst selten zu einer GVHR kommt, so sollten doch wegen der hohen Mortalität und bisher fehlenden therapeutischen Möglichkeiten bei entsprechender Indikation nur bestrahlte Blutprodukte eingesetzt werden.

Literatur

1. Akahoshi M, Takanashi M, Masuda M et al. (1992) A case of transfusion-associated graft-versus-host disease not prevented by white cell-reduction filters. Transfusion 32: 169–172
2. Anderson KC, Weinstein HJ (1990) Transfusion-associated graft-versus-host disease. N Engl J Med 323: 315–321
3. Anderson KC, Goodnough LT, Sayers M et al. (1991) Variation in blood component irradiation practice: implications for prevention of transfusion-associated graft-versus-host disease. Blood 77: 2096–2102
4. Blomquist MD, Boggards M, Hanson IC et al. (1991) Monoclonal anti-T cell (T12) antibody treatment of graft-versus-host disease in severe combined immunodeficiency: targeting of antibody and activation of complement on $CD8^+$ cytotoxic T cell surfaces. J Allergy Clin Immunol 87: 1029–1033
5. Brubaker DB (1983) Human posttransfusion graft-versus-host disease. Vox Sang 45: 401–420
6. Button LN, DeWolf WC, Newburger PE, Jacobson MS, Kevy SV (1981) The effects of irradiation on blood components. Transfusion 21: 419–426
7. Drobyski W, Thibodeau S, Truitt RL et al. (1989) Third party mediated graft rejection and graft-versus-host disease after T-cell depleted bone

marrow transplantation, as demonstrated by hypervariable DNA probes and HLA-DR polymorphism. Blood 74: 2285–2294
8. Ferguson DJ (1989) Potassium levels in irradiated blood (letter). Transfusion 29: 749
9. Flidel O, Barak Y, Lifschitz-Mercer B, Frumkin A, Mogilner BM (1992) Graft-versus-host disease in extremely low birth weight neonate (letter). Pediatrics 89: 689–690
10. Greenbaum BH (1991) Transfusion-associated graft-versus-host disease: historical perspectives, incidence, and current use of irradiated blood products. J Clin Oncol 9: 1889–1902
11. Hillyer CD, Tiegermann KO, Berkman EM (1991) Evaluation of the red cell storage lesion after irradiation in filtered packed red cell units. Transfusion 31: 497–499
12. Moroff G, Luban NLC (1992) Prevention of transfusion-associated graft-versus-host disease. Transfusion 32: 102–103
13. Otsuka S, Kunieda K, Hirose M et al. (1989) Fatal erythroderma (suspected graft-versus-host disease) after cholecystectomy. Transfusion 29: 544–548
14. Ramirez AM, Woodfield DG, Scott R, McLachlan J (1987) High potassium levels in stored irradiated blood (letter). Transfusion 27: 444–445
15. Read EJ, Kodis C, Carter CS, Leitman SF (1988) Viability of platelets following storage in the irradiated state. Transfusion 28: 446–450
16. Rivet C, Baxter A, Rock G (1989) Potassium levels in irradiated blood (letter). Transfusion 29: 185
17. Rock G, Adams GA, Labow Rs (1988) The effects of irradiation on platelet function. Transfusion 28: 451–455
18. Sakakibara T, Juji T (1986) Post-transfusion graft-versus-host disease after open heart surgery. Lancet 2: 1099
19. Sanders MR, Graeber JE (1990) Posttransfusion graft-versus-host disease in infancy. J Pediatr 117: 159–163
20. Sazama K (1990) The unfolding saga of blood irradiation. J Lab Clin Med 116: 757–758
21. Strauss RG, Barnes A, Blanchette VS et al. (1990) Directed and limited-exposure blood donations for infants and children. Transfusion 30: 68–72
22. Strobel S, Morgan G, Simmonds AH, Levinsky RJ (1989) Fatal graft-versus-host disease after platelet transfusion in a child with purine nucleoside phosphorylase deficiency. Eur J Pediatr 148: 312–314
23. Vogelsang GB (1990) Transfusion-associated graft-versus-host disease in nonimmunocompromised hosts. Transfusion 30: 101–103
24. Whiteley AB (1992) Irradiated blood products to prevent graft-versus-host disease (letter). J Clin Oncol 10: 506
25. Wintergerst U, Meyer U, Remberger K, Belohradsky BH (1989) Graft-versus-host reaction in an infant with Digeorge syndrome. Monatsschr Kinderheilkd 137: 345–347
26. Wissenschaftlicher Beirat der Bundesärztekammer und Bundesgesundheitsamt (1992) Bestrahlung von Blut- und Blutbestandteilkonserven. In: Richtlinien zur Blutgruppenbestimmung und Bluttransfusion. Deutscher Ärzte-Verlag, Köln, S 29

Massivtransfusion bei Kindern und Blutkomponententherapie

C. Seefelder und A.W. Goertz

Anästhesisten sind aus allen Bereichen der Erwachsenenanästhesie mit erwarteten oder unerwarteten Bluttransfusionen, insbesondere aber auch mit der Massivtransfusion und ihren Problemen und Komplikationen vertraut.

Auch in der Kinderanästhesie ist die Bluttransfusion, seltener jedoch die Massivtransfusion, eine vertraute Maßnahme. Der Kinderanästhesist sieht sich einem weiten Patientenspektrum ausgesetzt: vom 600 g schweren Frühgeborenen mit nekrotisierender Enterokolitis bis zum 60 kg schweren 16jährigen zur Skolioseoperation versorgt er Patienten unterschiedlichster Alters-, Größen- und Gewichtsklassen mit breitgefächerter Pathologie. Die größte Herausforderung findet er dabei bei den Früh- und Neugeborenen sowie bei den Säuglingen: neben den speziellen Erkrankungen des Neugeborenenalters und den schwierigen Größenverhältnissen bestehen in dieser Altersgruppe physiologische Besonderheiten, die mehr noch als beim Klein- und Schulkind die Regel unterstreichen, daß unsere kleinen Patienten nicht Miniaturformen von Erwachsenen sind.

Während es zur Massivtransfusion bei Erwachsenen reichlich Literatur gibt, liegen nur wenige Veröffentlichungen über die Massivtransfusion in der Anästhesie bei Kindern oder gar Neugeborenen vor [18, 19]. Im folgenden sollen deshalb einige bekannte Gesichtspunkte bei der Massivtransfusion und Blutkomponententherapie unter besonderer Berücksichtigung der Besonderheiten bei Neugeborenen und Säuglingen aus der Sicht des Anästhesisten zusammengefaßt werden. Auf die Blutkomponententherapie im Rahmen isolierter Komponentendefizite wie Anämie, Thrombozytopenie, Faktorenmangel etc. wird nicht eingegangen. Dazu wird auf einschlägige Übersichten verwiesen [24, 30, 51, 93, 95].

In welchen Bereichen unterscheidet sich die Massivtransfusion beim Neugeborenen und Säugling von der beim Erwachsenen und beim älteren Kind?

1) Adäquate Gefäßzugänge sind offensichtlich beim kleinen Kind technisch ein drängendes Problem. Ebenso sind die Methoden der Fremdbluteinsparung durch die vorgegebenen Größenverhältnisse nur bedingt, wenn überhaupt, einsetzbar.
2) Einige Nebenwirkungen der Blutkomponentengabe können bei Neugeborenen und Säuglingen im Gegensatz zu Erwachsenen problematisch sein, so z.B. die CMV-Infektionsübertragung oder die Graft-versus-host-Reaktion.
3) Die bei Erwachsenen möglichen Komplikationen der Transfusion und Massivtransfusion können alle auch bei Neugeborenen auftreten, sie werden u. U. jedoch früher (wie Gerinnungsstörungen) oder stärker (wie Hyperkaliämie und Zitratintoxikation) manifest.
4) Physiologische Besonderheiten des Neugeborenen und Säuglings bedingen besondere Indikationen, Nebenwirkungen und Vorbehandlung der Transfusion.

Transfusionsrelevante physiologische Besonderheiten

Das Frühgeborene, das termingerecht Neugeborene und der Säugling weisen eine ganze Reihe grundsätzlicher physiologischer Unterschiede zum älteren Kind und Erwachsenen auf. Diese normalen Entwicklungsstadien können durch den Begriff der „Unreife" charakterisiert werden. Einige dieser unreifen Funktionen sind auch im Rahmen der Transfusion von Bedeutung.

1) Das Neugeborene hat noch 60–90 % fetales Hämoglobin HbF. Dessen höhere O_2-Affinität bedeutet, daß zur gleichen O_2-Bereitstellung an das Gewebe ein höherer Hämoglobingehalt im Blut erforderlich ist und u. U. eine Transfusion schon bei einem höheren Hämatokrit begonnen werden muß als bei älteren Kindern (s. auch den Beitrag von Linderkamp).
2) Da beim Neugeborenen das Herzzeitvolumen lediglich in be-grenztem Ausmaß und für begrenzte Zeit erhöht werden kann,

ist eine reduzierte O_2-Transportkapazität nur bedingt durch das Herzzeitvolumen kompensierbar.
3) Die Glukuronidierungsfunktion der Leber ist beim Neugeborenen unvollständig ausgereift. Sie kann einem überschießenden Bilirubinanfall, z. B. nach Transfusion größerer Mengen älterer Erythrozyten, oder der Zitratbelastung während einer Massivtransfusion u. U. nicht ausreichend gerecht werden.
4) Auch das Immunsystem des Neugeborenen ist unreif. Im Blut von Neugeborenen überwiegen noch mütterliche Antikörper. Antikörper auf Erythrozytenantigene werden beim Neugeborenen noch nicht gebildet [24, 83]. Die zelluläre Immunität ist unterentwickelt und ermöglicht so das Überleben fremder Leukozyten und eine mögliche Graft-versus-host-Reaktion.
5) Fast alle Gerinnungsfaktoren und Inhibitoren liegen bei gesunden Früh- und Neugeborenen in z. T. deutlich verringerter Konzentration bei allerdings großer Streubreite vor und steigen im Verlauf der ersten ca. 6 Lebensmonate auf Erwachsenenwerte an [3, 4]. PT und PTT sind dementsprechend beim Neugeborenen bisweilen verlängert. Gleichzeitig kann jedoch klinisch beim Neugeborenen eine Hyperkoagulabilität möglicherweise durch die Eigenschaften eines fetalen Fibrinogens imponieren [66].

Blut und Blutkomponenten

Gewinnung der Blutkomponenten [31, 80]

Bei der Herstellung von Blutkonserven durch Blutbanken wird Venenblut entnommen und mit einem Antikoagulans/Stabilisator, meist CPD, versetzt. Die entstandene Vollblutkonserve wird von den meisten Blutbanken in Komponenten aufgeteilt. In einem ersten Zentrifugationsschritt werden Erythrozytenkonzentrat, leukozytenhaltiger „buffy coat" und thrombozytenreiches Plasma voneinander getrennt. Das Erythrozytenkonzentrat wird heute mit einer sog. Additivlösung, z.B. ADSOL oder SAGM, versetzt. Der „buffy coat" wird verworfen. Das thrombozytenreiche Plasma wird in einem zweiten Zentrifugationsschritt in ein Thrombozytenkonzentrat und in Frischplasma aufgetrennt.

Konzentrationsverlauf von Thrombozyten und Gerinnungsfaktoren im Vollblut

Abfall der Thrombozyten

Zahl und Funktionsfähigkeit der Thrombozyten nehmen in Vollblutkonserven unter Lagerung bei 4 °C durch Aggregation rasch ab. Allerdings schwanken die Angaben: nach 48 h liegen i. allg. keine funktionsfähigen Thrombozyten mehr vor [38], andererseits wurden unter diesen Bedingungen auch nach 5 Tagen noch 100 000 funktionsfähige Thrombozyten pro mm^3 gezählt [63].

Abfall der plasmatischen Gerinnungsfaktoren

Unter Lagerung von Vollblutkonserven bei 4 °C kommt es zu einem Abfall der Gerinnungsfaktoren, der jedoch wohl langsamer verläuft als früher angenommen wurde. Dies gilt auch für die gemeinhin als labil bezeichneten Gerinnungsfaktoren V und VIII. Nach Nilsson [71] fällt der Faktor VIII:C zwar bei Lagerung von Vollblut bei 4 °C innerhalb der ersten 24 h auf 50 %, der weitere Abfall verläuft jedoch langsamer und erreicht nach 1 Woche 30 %. Faktor V und Faktor VIII R:Ag sowie alle anderen Gerinnungsfaktoren und Inhibitoren finden sich auch nach 1-2 Wochen noch in Konzentrationen > 50 % [22, 33, 38, 71] und liegen damit in einem für die plasmatische Gerinnung ausreichenden Bereich.

Vollblut

Warmblut ist Vollblut während der ersten 6 h nach Entnahme bei Lagerung unter Raumtemperatur, also auch Eigenblut im Rahmen der isovolämischen Hämodilution. Warmblut enthält mit Ausnahme des zitratgebundenen Kalziums alle Blutkomponenten in praktisch normaler Konzentration, Aktivität bzw. Funktion. Es ist theoretisch der ideale Volumenersatz bei Massivtransfusionen, da es alle Blutkomponenten im physiologischen Verhältnis enthält und mit einer gegenüber der Komponententherapie reduzierten Spenderexposition einhergeht [52]. Ob tatsächlich „unidentified factors" Warmblut wirksamer als die Komponententherapie machen [65], sei dahingestellt. In der Kinderkardiochirurgie wird oftmals aus empirischen Gründen auf frischestmögliche Vollblutkonserven Wert gelegt [49]. Ein verringerter postoperativer Blutverlust nach Herzoperationen bei Kindern unter 2 Jahren wurde bei Verwendung von frischem Vollblut beschrieben [58]. Letztlich sind die Vorteile von Warmblut und Frischblut auch in der Herzchirurgie jedoch umstritten [37, 44].

Während der ersten 72 h wird Vollblut unter Lagerung bei 4 °C als Frischblut bezeichnet. Aufgrund des günstigen Verlaufs gerinnungsaktiver Komponenten unter der Lagerung während der ersten Tage gilt Frischblut noch als gerinnungsmäßig günstiges Blutprodukt. Seine Verwendung bei Massivtransfusionen v. a. auch bei Neugeborenen und kleinen Kindern trägt zur Einsparung von Thrombozytenkonzentraten und FFP bei [5, 11, 33].

Einwände gegen den routinemäßigen Einsatz von Warm- und Frischblut beruhen im wesentlichen auf logistischen, forensischen und Qualitätsargumenten.

Eine ausreichende Bevorratung von Warm- und Frischblut durch die Blutbanken ist nicht möglich [42], während Komponenten weitgehend problemlos und mit Qualitätsgarantie bereitgestellt werden können.

Warm- und Frischblut beinhalten ein erhöhtes Infektionsrisiko: Die serologische Austestung (HIV I + II, HBSAg, Anti-HC, GOT, FTPA, CMV) ist noch nicht abgeschlossen; bestimmte Keime wie z. B. Treponemen überleben bei 4 °C ca. 24–48 h und können somit übertragen werden. Das Infektionsrisiko kann allerdings durch Verwendung bekannter Spender und „limitierte Exposition" reduziert werden [7, 94].

Der Leukozytengehalt der Konserve stellt ein großes allergenes und Nebenwirkungspotential dar. Durch die Anwesenheit von Leukozyten und Thrombozyten ist die Mikroaggregatbildung im Vollblut ausgeprägter als in Erythrozytenkonzentraten (EK). Die Verwendung von Leukozytenfiltern verbietet sich, da auch die Thrombozyten entfernt würden.

Sowohl die Zitratbelastung als auch die Auswirkungen der Lagerung mit Hyperkaliämie, Azidose, Hämolyse und Abfall des 2, 3-DPG sind mit Vollblut stärker als mit EK.

Erythrozytenkonzentrate [5, 15, 31]

Erythrozyten werden deswegen heute fast ausschließlich als Erythrozytenkonzentrat (EK) verabreicht. EK ist arm an „buffy coat",

d. h. weitgehend verarmt an potentiell störenden Leukozyten und Thrombozyten. Es ist arm an Plasma; Qualität und Haltbarkeit sind durch Zusatz von Additiven, die u. a. Dextrose, Adenin, Mannit etc. enthalten können, verbessert. Mit Additiv versetztes EK besitzt einen Hämatokrit von ca. 60 % und damit eine geringere Viskosität.

Für besondere Indikationen kann EK noch weiter bearbeitet werden.

Beim Filter-EK wird durch Verwendung eines Leukozytenfilters die Zahl der Leukozyten weiter reduziert. Dies ist z. B. bei Transplantationen, chronischem Transfusionsbedarf oder SCID sinnvoll.

Gewaschenes EK hat einen weiter reduzierten Plasmagehalt, was insbesondere bei Allergie auf Plasmabestandteile sinnvoll ist. Außerdem sind in frisch gewaschenem EK der extrazelluläre Kaliumanteil und der Zitratgehalt reduziert.

Erythrozyten können auch nach Zusatz von Glyzerin eingefroren (tiefgefrorenes EK) und zur Verwendung aufgetaut und vom Glyzerin freigewaschen werden. Es ist dadurch fast thrombozyten-, leukozyten- und plasmafrei. Es ist gefroren lange haltbar, hat eine gute Erythrozytenqualität und ist in frisch aufgetautem Zustand arm an Kalium und Zitrat.

Zur Reduzierung der Spenderexposition kann bei Babies eine Konserve auf mehrere Satellitenbeutel als Babykonserven verteilt werden. So kann bei chronischem Transfusionsbedarf z. B. 5mal Blut von der gleichen Blutspende transfundiert werden. Dafür nimmt man in Kauf, daß die letzten Satellitenkonserven bis zu 15 Tage alt sind, während i. allg. für Neugeborene Konserven von maximal 1 Woche Lagerungsdauer verwendet werden.

Thrombozytenkonzentrate [5, 14, 43]

Thrombozytenkonzentrate (TK) enthalten ca. $5 \cdot 10^{10}$ Thrombozyten in 50 ml Plasma. Sie werden bei 22 °C unter ständiger Agitation gelagert und sind darunter 1–7 Tage [41, 53] haltbar, wobei Zahl und Funktionsfähigkeit der enthaltenen Thrombozyten jedoch abnehmen.

Der Zitratgehalt in Thrombozytenkonzentraten ist so hoch wie in Frischplasmen. Sie sind additivfrei. Ein bakterielles Wachstum in den Konserven ist beschrieben worden [68].

Das Plasma im Thrombozytenkonzentrat enthält vergleichbar dem im Vollblut alle Gerinnungsfaktoren, wobei während der Lagerungsdauer von 3–5 Tagen der Thrombozyten lediglich die Faktoren V und VIII abfallen, jedoch noch in wirksamer Konzentration vorliegen [88], so daß die Thrombozytentransfusion auch eine Frischplasmatransfusion darstellt.

Thrombozytenkonzentrate werden beim Kind mit 10 ml oder 0,1–0,3 Konzentraten pro kg Körpergewicht dosiert [14, 18, 95], worunter die Thrombozyten um 20 000–70 000 pro mm^3 ansteigen.

Fresh-frozen-Plasma [5, 13, 43, 82]

Fresh-frozen-Plasma (FFP) ist tiefgefroren über Monate ohne Aktivitätsverlust der enthaltenen Gerinnungfaktoren einschließlich der labilen Faktoren V und VIII sowie aller Inhibitoren lagerbar.

Von Nachteil sind die relativ lange Auftauzeit von 30–45 min. FFP ist frei von Lagerungsschäden des EK, ist additivfrei, jedoch reich an Zitrat.

Nebenwirkungen, Probleme und Komplikationen der Transfusion [61]

Die unerwünschten Begleiterscheinungen bei der Transfusion sind bei Neugeborenen grundsätzlich die gleichen wie bei Erwachsenen, ergänzt um einige Besonderheiten. Die Probleme können auf mehrere Ursachengruppen zurückgeführt werden:

1) Probleme, die sich aus Inhaltsstoffen der Aufbewahrungsbeutel wie z. B. Zitrat, Weichmacher, Additivsubstanzen ergeben.
2) Probleme, die durch lagerungsbedingte Veränderungen zustande kommen.
3) Immunologische Probleme.
4) Infektiosität.
5) Probleme, die sich aus Verdünnungseffekten z. B. der Gerinnungsfaktoren ergeben.

Einige der Probleme sind dabei erst bei Massivtransfusionen von klinischer Bedeutung (z. B. Konservenzusätze, Lagerungsschäden,

Verdünnungseffekte), andere, wie z. B. die Graft-versus-host-Reaktion oder die Infektion mit Zytomegalieviren, sind nur beim Neugeborenen, nicht aber beim sonst gesunden älteren Kind ein Problem.

Probleme durch Konservenzusätze

Das Blut wird bei der Blutspende in Plastikbeutel entnommen und mit Zusätzen versetzt, die für einen Teil der möglichen Probleme verantwortlich sind, allerdings i. allg. erst im Rahmen von Massivtransfusionen.

- So können der PVC-Weichmacher Di-(2-ethylhexyl-)phthalat (DHEP) und sein Metabolit Mono-(2-ethylhexyl-)phthalat aus den Plastikbeuteln freigesetzt und mittransfundiert werden. Sie müssen in der Leber glukuronidiert werden, bevor sie ausgeschieden werden können, was bei der unreifen Leberfunktion des Neugeborenen zur Akkumulation unter den Bedingungen einer Massivtransfusion führen kann [89].
- Als weitere Inhaltsstoffe der Antikoagulans-/Additivlösung von Blutkonserven sind z. B. Zitrat, Adenin, Glukose und Mannit zu nennen. Auch diese Substanzen sind nicht bei langsamer Transfusion kleiner Mengen, jedoch bei Massivtransfusion in kurzer Zeit für den Neugeborenenorganismus u. U. ein Problem (s. unten).

Lagerungsfolgen

Erythrozyten im EK wie im Vollblut unterliegen Veränderungen infolge der Lagerung [100]. Der Metabolismus ist bei 4 °C reduziert, aber nicht aufgehoben, es kommt in den Beuteln zum Abfall des pO_2, zu einer metabolischen und respiratorischen Azidose mit Abfall des pH-Wertes auf unter 7,0 und Anstieg des pCO_2 auf über 200 mm Hg innerhalb von 1–2 Wochen (eigene Messungen). Laktat, Phosphat und Ammoniak steigen an. Der Gehalt an 2,3-DPG fällt auch bei 4 °C langsam auf ca. 50 % nach 10 Tagen und 25 % nach 20 Tagen ab. Nach der Transfusion regenerieren die Erythrozyten den 2,3-DPG-Gehalt innerhalb von 9–24 h.

Bei Verwendung von frischerem Blut ist der Gehalt an 2,3-DPG weitgehend erhalten. Es kommt zu progredienter, teils exzessiver Hyperkaliämie durch die eingeschränkte Funktion der Na/K-Pumpe infolge ATP-Verarmung und durch Hämolyse [51, 65, 90].

Die Haltbarkeit von EK ist abhängig vom verwendeten Antikoagulans und Additiv. Wegen der zunehmenden Lagerungsfolgen bei längerer Aufbewahrung wird für Neugeborene und Kleinkinder von den Blutbanken nach Möglichkeit Blut von unter 1 Woche Lagerungsdauer ausgegeben. Bei Verwendung von Babykonserven wird dies jedoch auf bis zu 15 Tage ausgedehnt.

Die metabolischen Veränderungen infolge der Konservenlagerung sind i. allg. nur bei rascher Transfusion größerer Volumina von klinischer Bedeutung (s. unten).

Immunologische Probleme

Immunologische Komplikationen und Probleme der Transfusion beim Neugeborenen umfassen ebenfalls alle beim Erwachsenen möglichen Probleme [32] sowie einige Besonderheiten.

Hämolytische Transfusionsreaktionen

Hämolytische Transfusionsreaktionen sind auf Inkompatibilität meist im ABO- und Rhesus-System zwischen Spender und Empfänger zurückzuführen. Sie beruhen häufig auf menschlichen Fehlern [65].

Bei Neugeborenen kann es auch zu einer verzögerten hämolytischen Reaktion durch das sog. T-Antigen der Erythrozyten kommen. Dieses Antigen ist auf allen Erythrozyten vorhanden, aber normalerweise nicht zugänglich. Es kann jedoch z. B. im Rahmen einer nekrotisierenden Enterokolitis (NEC) durch eine von Clostridium perfringens freigesetzte Neuraminidase exponiert werden. Andererseits finden sich Antikörper gegen das T-Antigen im Plasma von fast allen Personen im Alter von über 6 Monaten [99], so daß es bei Transfusion eines Frühgeborenen mit NEC zur Hämolyse kommen kann.

Nichthämolytische, allergische Transfusionsreaktionen

Die zahlreichen beschriebenen nichthämolytischen Transfusionsreaktionen können auch beim Neugeborenen auftreten. Ihnen liegen Reaktionen zwischen zellulären oder Proteinbestandteilen von Spender- und Empfängerblut zugrunde, z. B. febrile Transfusionsreaktion (auf transfundierte Leukozyten), Urtikaria (IgE-vermittelt), Anaphylaxie (z. B. bei Vorliegen von Anti-IgA-Antikörpern), oder das akute transfusionsbedingte Lungenversagen (TRALI; Granulozyten-/Lymphozytenantikörper) [76].

Alloimmunisierung

Insbesondere bei Transfusion zahlreicher Blutprodukte besteht die Möglichkeit der Alloimmunisierung und Antikörperbildung gegen empfängerfremde Antigene aus Blutgruppen- und HLA-Systemen, die zu entsprechenden Transfusions- oder Abstoßungsreaktionen bei späterer Zufuhr fremder Antigene (Transfusion, Transplantation) führen können [27].

Immunsuppression des Empfängers

Als gesichert gilt inzwischen auch das Phänomen der Immunsuppression des Empfängers durch Transfusionen [28, 32]. Bessere Transplantationsergebnisse, verringerte Überlebensrate nach Malignomoperationen und erhöhte Infektrate nach Massivtransfusionen werden u. a. darauf zurückgeführt [12].

Neonatale Immunthrombozytopenie

Durch transplazental erworbene mütterliche Antikörper gegen Thrombozyten kann es beim Neugeborenen zur neonatalen Immunthrombozytopenie mit Ausbleiben eines Thrombozytenanstiegs bei Thrombozytengabe kommen [30, 62]. In diesem Fall müssen mütterliche Thrombozyten übertragen werden.

Graft-versus-host-Reaktion [10, 54]
(s. auch den Beitrag von Stolte)

Werden immunkompetente Lymphozyten in einen Organismus übertragen, der aufgrund eingeschränkter zellulärer Immunität die fremden Lymphozyten nicht vernichtet, so kann es zum Anwachsen der übertragenen Lymphozyten kommen, die durch die Antigene des Empfängers zu einer Reaktion stimuliert werden, die sich als sog. Graft-versus-host-Reaktion (GVHR) gegen den Empfängerorganismus manifestiert. Die GVHR geht mit Fieber, Leberfunktionsstörungen, Diarrhö, Hautveränderungen und schließlich

Panzytopenie einher. Die Posttransfusions GVHR hat eine Letalität von 90 % [54].

Diese Reaktion wird in erster Linie bei immungeschwächten Patienten beobachtet, z. B. Patienten mit angeborenen oder erworbenen Immundefekten (Kinder mit SCID, Patienten mit Immunsuppression durch Chemotherapie oder Bestrahlung, Patienten mit hämatologischen oder bestimmten soliden Neoplasmen, Patienten nach Transplantation, Patienten mit Aids). Sie wurde v. a. in Japan auch nach Transfusion von unbestrahltem Frischblut in der Herzchirurgie mit hoher Inzidenz gesehen [84].

Die GVHR ist jedoch auch bei früh- oder termingeborenen Neugeborenen insbesondere nach vorangegangener Austauschtransfusion bekannt. Möglicherweise ist das unreife Immunsystem des Neugeborenen nicht zur Abwehr der fremden Lymphozyten in der Lage, und die vorangegangene Austauschtransfusion mag das Immunsystem noch zusätzlich supprimiert haben.

Es gibt Hinweise, daß die GVHR häufiger bei HLA-Ähnlichkeit zwischen Empfänger und Spender auftritt, also auch bei Bluttransfusion zwischen Verwandten 1. Grades (z. B. Eltern auf Kind) [54, 97].

Lymphozyten können in praktisch allen Blutprodukten (Granulozytenkonzentrat, Thrombozytenkonzentrat, Vollblut, Erythrozytenkonzentrat, auch arm an „buffy coat", gewaschen, gefiltert und tiefgefroren, Frischplasma) vorhanden sein. Man nimmt an, daß eine gewisse Mindestzahl von Lymphozyten, die auf ca. 10^7 Lymphozyten pro kg KG [24] geschätzt wird, zum Auslösen einer GVHR erforderlich ist, jedoch wurde die Reaktion auch schon nach der Übertragung wesentlich weniger Lymphozyten (ca. $8 \cdot 10^4$ durch FFP) beobachtet.

Eine Prophylaxe gegen die GVHR kann durch Entfernung oder Hemmung der Lymphozyten in den Blutprodukten erfolgen.

Die Verwendung von Leukozytenfiltern oder Waschen von Blutprodukten kann die Lymphozyten reduzieren, jedoch nicht 100 %ig eliminieren.

Dagegen steht mit der Bestrahlung ein Verfahren zur Verfügung, das bereits nach 5 Gy die mitotische Aktivität der Lymphozyten als Antwort auf einen allogenen Stimulus aufhebt. Zur Gewährleistung einer Sicherheitsmarge wird heute meist mit 15–50 Gy bestrahlt. Der Vorgang dauert wenige Minuten. Alle Blutprodukte (Erythrozytenkonzentrate, Thrombozytenkonzentrate und Frischplasmen nach dem Auftauen), die für immunsupprimierte Patienten, Früh-, Neugeborene und Säuglinge sowie bei gerichteten Blutspenden für Verwandte 1. Grades bestimmt sind, sollten bestrahlt werden [83, 95].

Wenn auch keine wesentlichen Auswirkungen der Bestrahlung in der angegebenen Dosierung auf die Überlebensfähigkeit oder Funktionsfähigkeit der anderen Zellbestandteile im Blut beschrieben sind [67, 78, 81], so wird doch der baldige Verbrauch der bestrahlten Blutprodukte empfohlen.

Infektiosität

Alle Keime, die sich zum Zeitpunkt der Blutspende im Blut oder auf der Haut des Spenders befinden, können in die Blutkonserve gelangen, so z. B. Viren (Hepatitis-B- und -C-Virus, Epstein-Barr-Virus, HIV I und II [47], HTLV I und II, CMV), Bakterien (Pseudomonas, Staphylokokken, Treponemen, Yersinia enterocolitica), Protozoen (Plasmodien [75]) und andere [61]. Die serologische Testung der Blutkonserven nimmt u. U. 24 h in Anspruch. Bakterien können auch in gekühlten Konserven mehrere Tage überleben (Treponemen, Yersinia). Insbesondere mit den bei 22 °C gelagerten Thrombozytenpräparaten können Bakteriämien und gar septische Krankheitsbilder nach Transfusion hervorgerufen werden [68]. Die Inzidenz infektiöser Komplikationen nimmt mit zunehmender Anzahl an Transfusionen zu [15].

Zytomegalievirusinfektion [101]

Ein besonderes Problem bei früh- und termingeborenen Neugeborenen kann die Übertragung von Zytomegalieviren (CMV) darstellen.

Das Zytomegalievirus ist ubiquitär, 40–50 % der Erwachsenen sind positiv auf einen Test auf Anti-CMV-Antikörper [77]. CMV kann auch bei CMV-Antikörper-positiven Patienten intrazellulär in Leukozyten vorhanden sein und wird mit diesen übertragen. Es ruft beim gesunden Erwachsenen einen meist unbedeutenden grippalen viralen Infekt hervor. Immunsupprimierte Patienten und insbesondere schwerkranke oder prämature Neugeborene unter 1200–1500 g [2, 24, 95] sind durch eine CMV-Infektion besonders gefährdet. Sie können ein schweres Krankheitsbild mit Pneumonie,

Hepatitis, zentralnervösen Symptomen, Chorioretinitis, hämolytischer Anämie und Thrombopenie entwickeln.

Die Prophylaxe einer transfusionsbedingten CMV-Infektion bei gefährdeten Patienten wird angestrebt:

- durch Reduktion der Leukozytenzahl in der Konserve, z. B. durch Leukozytenfilter [29] oder durch Waschen der EK z. B. im Rahmen der Gefrierlagerung. Normale gewaschene EK können CMV übertragen [96];
- am sichersten durch Gabe von CMV-Antikörper-negativen Blutprodukten an seronegative Patienten.

Während einige Autoren das Infektionsrisiko durch CMV-positive Konserven für gering halten [77, 83], wird von anderer Seite sogar vor der generellen Transfusion CMV-negativer Blutprodukte gewarnt: Bei einem Kind mit durch mütterliche Antikörper positivem CMV-Test kann durch Massivtransfusion CMV-negativen Blutes eine Serokonversion zu CMV-negativ hervorgerufen werden, was das Neugeborene jetzt erst empfänglich macht für eine z. B. nosokomiale oder auch wiederum von der Mutter übertragene CMV-Infektion [96, 101].

Die Verwendung von CMV-negativem Blut hat jedoch den begleitenden Vorteil, daß die Gefahr einer HIV-Infektion weiter reduziert wird, da ca. 90 % der HIV-positiven Patienten auch im CMV-Test positiv sind [47].

Klinik der Massivtransfusion

Definition und Vorkommen

Definition

Massivtransfusionen sind in der Erwachsenentransfusion definiert als Transfusion von $\geq$ 10 Konserven in 24 h. Analog wird auf Kinder und Neugeborene übertragen die Massivtransfusion definiert als Transfusion von $\geq$ 1 Blutvolumen des Patienten in 24 h. Aus Sicht des Anästhesisten ist dabei insbesondere die Transfusion in noch kürzerer Zeit von Bedeutung.

Erwartete/unerwartete Massivtransfusion

Massivtransfusionen können prinzipiell erwartet oder unerwartet notwendig werden.

Erwartete Massivtransfusionen bei Kindern können z. B. stattfinden

- im Rahmen von Austauschtransfusionen (bei Erythroblastosis fetalis oder Intoxikationen),
- bei operativen Eingriffen in der Leberchirurgie, Tumorchirurgie, Herzchirurgie, Neurochirurgie, Orthopädie, Kiefer-/Gesichtschirurgie [48, 98] etc.

Unerwartet ist man mit Massivtransfusionen z. B. bei polytraumatisierten Kindern oder gelegentlich bei an sich blutarmen Operationen konfrontiert.

Vorbereitung auf Massivtransfusion

Für die Vorbereitung einer erwarteten wie für die Bewältigung einer unerwarteten Massivtransfusion stehen 3 Maßnahmen im Vordergrund:

1) adäquate venöse Zugänge,
2) adäquate Blutbereitstellung,
3) adäquates Monitoring.

Probleme der venösen Zugänge

Suffiziente venöse Zugänge sind für die Massivtransfusion absolut unerläßlich.

Periphere venöse Zugänge müssen v. a. sicher sein: kindliche Venen können unter übermäßiger Druckinfusion leicht platzen. Auch kleine Zugänge und dünne Venen können jedoch große Volumina aufnehmen, so ist z. B. eine Massivtransfusion selbst über die Kopfvenen möglich.

Sichere Venen sind oft die V. saphena magna, die V. jugularis externa, die Handrücken- und antekubitalen Venen. Notfalls kann die Femoralvene perkutan kanüliert werden.

Zentralvenöse Zugänge sollten bei jeder erwarteten Massivtransfusion gelegt werden. Wir empfehlen die V. jugularis interna rechts; ein Doppellumenkatheter (2×22 G) erlaubt eine Volumenapplikation und intermittierende ZVD-Messung über das 1. Lumen und ggf. eine Katecholamintherapie über das 2. Lumen.

Bei unerwarteter Massivtransfusion ist auch an die intraossäre Transfusion insbesondere bei Neugeborenen zu denken. Hierüber lassen sich nicht nur alle Medikamente, sondern bei kleinen Kindern auch adäquate Volumenmengen applizieren [86].

Blutbereitstellung

Die Blutgruppenbestimmung bei Neugeborenen erfolgt nach Möglichkeit aus Venenblut und nicht aus Nabelschnurblut, da

- Nabelschnurblut häufig mit mütterlichem Blut kontaminiert ist und
- Nabelschnurblut häufig wenig Plasma enthält, so daß eine genaue Testung schwierig ist.

Für Neugeborene wie für alle Kinder wird ABO- und Rh-kompatibles Blut bevorzugt, das mit dem Empfängerblut gekreuzt wurde. Das übliche Antikörperscreening sollte durchgeführt werden. Unter Umständen muß beim Neugeborenen wegen der plazentalen Übertragung auch ein Antikörperscreening des mütterlichen Blutes durchgeführt werden.

Für intrauterine Austauschtransfusionen sowie im Notfall können EK der Blutgruppe 0 Rhesus-negativ und FFP der Blutgruppe AB [85] bereitgestellt werden.

Eine Blutbereitstellung sollte für alle Eingriffe erfolgen, für die ein Blutverlust von $\geq 10\%$ des geschätzten Blutvolumens des Patienten möglich ist [91].

Für Kinder bis zur Vollendung des 1. Lebensjahres werden nach Möglichkeit Anti-CMV-Antikörper freie Blutprodukte verwendet, die zusätzlich bestrahlt werden. Bei Kindern sollten nur erythrozytenhaltige Konserven von weniger als 7 Tagen Lagerungsdauer zum Einsatz kommen.

Monitoring

Routinemonitoring

Das Monitoring für jede Kindernarkose soll heute umfassen:

- exakte Beobachtung des Patienten,
- präkordiales oder Ösophagusstethoskop,
- Pulsoxymeter,

- EKG,
- nichtinvasive Blutdruckmessung (oszillometrisch, z. B. DinamapP),
- Kapnographie und -metrie,
- Temperatursonde,
- übliches Beatmungsmonitoring,
- gewissenhaftes Beobachten des Operationsfeldes.

Erweitertes Monitoring

Als Zusatzmonitoring bei Eingriffen, bei denen eine Massivtransfusion möglich ist, empfehlen sich:

- invasive arterielle Blutdruckmessung;
- zentralvenöser Druck;
- Urinausscheidung: Dauerkatheter, Beutel, Blasenfüllung (Chirurg);
- Erfassen des Blutverlusts: Sauger, Tupfer, Tücher;
- Laborkontrollen im OP: HK, Blutgasanalyse, Elektrolyte, Blutzucker;
- Laborkontrollen: Hb, Thrombozyten, PTT, PT (TZ, Fibrinogen, Fibrinogenspaltprodukte), nach jeweils 50 % Austausch des Blutvolumens [91].

Therapeutische Ziele bei der Massivtransfusion

Beim akuten massiven Blutverlust stehen 4 Ziele im Vordergrund [38]:

1) Als wichtigstes Ziel gilt die Aufrechterhaltung der Normovolämie durch eine Volumensubstitution und Wiederherstellung des zirkulierenden Blutvolumens, um die Organperfusion sicherzustellen.
2) In 2. Priorität erfolgt die Wiederherstellung der O_2-Transportkapazität. Erythrozyten als O_2-Träger werden nach Bedarf zugeführt.
3) Infolge der Massivtransfusion kommt es auch zur massiven Zufuhr von Substanzen, die von Konservenzusätzen oder von Lagerungsfolgen stammen. Sie können akute Störungen verur-

sachen, die bedacht, erkannt und u. U. behandelt werden müssen.
4) Die Aufrechterhaltung oder Wiederherstellung einer ausreichenden Gerinnungsfunktion steht an nächster Stelle. Hier gilt das Augenmerk der Thrombozytenzahl und -funktion einerseits und der plasmatischen Gerinnung und den Gerinnungsfaktoren andererseits.

Volumensubstitution

Die Bedeutung der Volumensubstitution ergibt sich u. a. daraus, daß Organversagen wie ARDS und Komplikationen wie DIC sowie Gerinnungsstörungen oft mehr von der Zeit im Schock oder in Hypoperfusion abhängen als von der Transfusionsmenge [12, 39, 52].

Volumenersatzmittel der ersten Wahl ist bei uns für Neugeborene Humanalbumin 5 %. Kolloide werden 1:1 für den geschätzten Blutverlust eingesetzt, Kristalloide 3:1.

Wiederherstellung der O_2-Transportkapazität

Für eine ausreichende O_2-Versorgung der Gewebe ist eine minimale O_2-Transportkapazität erforderlich. Durch die Linksverschiebung der O_2-Bindungskurve des fetalen Hämoglobins und durch die nur begrenzte Steigerbarkeit des Herzzeitvolumens des Neugeborenen liegen der minimale akzeptable und der kritische Hämoglobinwert des Früh- und Neugeborenen höher als beim älteren Kind und beim Erwachsenen (s. Beitrag von Linderkamp). Beim Neugeborenen unter 24 h und beim Säugling bis 4 Monate mit schwerer respiratorischer Erkrankung oder zyanotischem Herzfehler wird i. allg. ein HK von > 36–40 % aufrechterhalten [40]. Eine symptomatische Anämie bei sonst gesunden Neugeborenen wird ab einem Hb < 8–10 g/dl behandelt. Eine Transfusion wird auch empfohlen ab einem akuten Blutverlust von > 10 % des geschätzten Blutvolumens des Neugeborenen und Säuglings. Kinder über 4 Monate folgen im wesentlichen den Richtlinien der Transfusion für Erwachsene [5, 43].

Komplikationen durch Massivtransfusion

Komplikationen durch Konservenzusätze

Während bei langsamer Transfusion kleiner Mengen von Blutprodukten die in den Konserven vorhandenen Zusatzstoffe vom Organismus leicht bewältigt werden, kann es im Rahmen einer Massivtransfusion zu Nebenwirkungen durch die rasche und hochdosierte Zufuhr einiger dieser Stoffe kommen. Dies gilt z.B. für Zitrat, Glukose und Adenin.

Zitratintoxikation

Zitrat aus dem CPD-Antikoagulans ist insbesondere in Frischplasma, Thrombozytenkonzentraten und Vollblut in hoher Konzentration vorhanden, weniger in den plasmaarmen additivversetzten EK oder gar in gewaschenen und gefrorenen Erythrozytenpräparationen [42]. Es wird unmittelbar nach Transfusion in Leber und Muskel schnell metabolisiert, möglicherweise auch renal eliminiert [23]. Bei sehr rascher Transfusion zitrathaltiger Blutkomponenten kann man im Serum einen Abfall des ionisierten Kalziums beobachten [70], der ab einer Geschwindigkeit von 100–150 ml Vollblut/min beim Erwachsenen [23], bei Kindern unter 60 ml Vollblut/kg KG/h [1] und 1,5–2,5 ml Frischplasma/kg KG/min [21] beschrieben wurde. Die zitratbedingte ionisierte Hypokalzämie ist verantwortlich für die ursprünglich dem Zitrat selbst zugeschriebene negativ-inotropen und vasodilatatorischen Auswirkungen [21]. Die Hypokalzämie ist im gesunden Organismus innerhalb von Minuten nach Transfusionsende reversibel [1, 21, 23] und häufig hämodynamisch nicht relevant (außer bei begleitender Halothannarkose [17]). Eine routinemäßige Kalziumsubstitution wird nicht generell befürwortet [56]. Bei Hypotension unter einer Hypokalzämie, insbesondere unter Halothannarkosen, können gleichermaßen Kalziumchlorid (4–12 mg/kg KG) oder Kalziumglukonat (14–42 mg/kg KG) eingesetzt werden. Der erhöhte Zitratspiegel kehrt innerhalb weniger Stunden zum Ausgangswert zurück [1].

Hyperglykämie

Die meisten Blutkomponenten enthalten durch den CPD-Stabilisator und durch das Additiv größere Mengen an Glukose, gedacht als Substrat für die Erythrozyten. Die Blutzuckerspiegel in frischen

Blutkonserven liegen bei ca. 300 mg/dl. Diese exogene Glukosezufuhr zusammen mit endogener Glukoneogenese und streßbedingter Glukoseverwertungsstörung [90] kann zu ausgeprägter Hyperglykämie führen [6]. Ein dadurch ausgelöster Hyperinsulinismus kann seinerseits nach Transfusionsende zu verzögert auftretender Hypoglykämie führen. Entsprechende Blutzuckerkontrollen sind unerläßlich.

Adenintoxizität

Adenin, das als Additiv den Erythrozytenkonzentraten zugesetzt ist, ist in niedriger Dosierung, z. B. im Rahmen der langsamen Transfusion kleiner Volumina, unbedenklich. In hoher Dosierung wirken jedoch die Metaboliten 2,8-Dioxyadenin, 8-Oxyadenin und Harnsäure nephrotoxisch. Die genaue Dosierungsgrenze ist insbesondere für Neugeborene unbekannt. Für Frühgeborene und kleine Kinder mit schwerer Nieren- oder Leberinsuffizienz wird jedoch bei Massivtransfusion von Konserven mit größeren Mengen an Adenin abgeraten [57].

Komplikationen durch Lagerungsfolgen der Konserven

Gleichermaßen wie für die Zusatzstoffe der Konservenbeutel gilt für die Veränderungen, die im Rahmen der Lagerung von Blutkonserven auftreten, daß sie bei der langsamen Transfusion kleiner Mengen klinisch ohne wesentliche Bedeutung sind, da z. B. die Hyperkaliämie, die metabolische und respiratorische Azidose etc. nach Transfusion rasch vom (sonst gesunden) Organismus ausgeglichen werden und erst bei Transfusion großer Mengen klinische Auswirkungen erwartet werden müssen.

Hyperkaliämie

In erythrozytenhaltigen Blutprodukten (Vollblut, EK) steigt mit zunehmender Lagerungsdauer die plasmatische Kaliumkonzentration durch Freisetzung aus den Erythrozyten (durch Hämolyse und eingeschränkte Funktion der Na/K-ATPase) an. Der Kaliumspiegel erreicht nach 1 Woche ca. 10 mmol/l, nach 2 Wochen 20 mmol/l und kann in Einzelfällen 60 [18] bis 120 [8] mmol/l erreichen.

Die Gesamtbelastung mit Kalium ist wegen des geringeren Plasmaanteils bei Erythrozytenkonzentraten geringer als bei Vollblutkonserven. Auch in gefrorenen und aufgetauten Erythrozytenkonzentraten kann es bereits Stunden nach dem Auftauen zu deutlichen Kaliumanstiegen kommen. Der erhöhte Plasmakaliumwert im transfundierten Blut ist bei langsamer Transfusion kleiner Volumina klinisch meist unbedeutend. Bei Normovolämie wird das Kalium vom Empfänger ausgeschieden oder umverteilt, auch die Eythrozyten nehmen nach Regeneration ihrer Energiereserven wieder Kalium auf. Bei schneller Transfusion großer Volumina wurden jedoch Hyperkaliämien [9, 92], z. T. mit Herzstillstand beschrieben [46]. Dies ist insbesondere bei Kindern eine Gefahr der Massivtransfusion. Als kritische Transfusionsgeschwindigkeit bei Erwachsenen werden zwischen 0,4 ml Vollblut kg/KG/min [56] und 120 ml/min [65] genannt.

Bei der Massivtransfusion von Kindern ist deshalb besonders auf möglichst frische Erythrozytenpräparate (< 7 Tage Lagerungsdauer) zu achten. Gegebenenfalls wird vor der Transfusion der Kaliumspiegel in der Konserve bestimmt. Durch Waschen der Erythrozytenkonzentrate kann der Kaliumspiegel vor der Transfusion gesenkt werden.

Störungen des Säure-Basen-Haushaltes

Blutkomponenten, insbesondere erythrozytenhaltige, haben bei der Transfusion einen sauren pH-Wert, häufig im Bereich von 6,6–6,9. Der initiale pH-Wertabfall durch den sauren CPD-haltigen Stabilisator (pH = 5,5) wird im Laufe der Lagerung verstärkt durch die CO_2-Anhäufung (pCO_2 > 100 mm/Hg) und Laktatansammlung infolge des anaeroben Metabolismus der Erythrozyten [90]. Bei langsamer Transfusion kleiner Volumina ist die Azidose durch die Konserven klinisch unbedeutend. Bei Massivtransfusion pfropft sie sich u. U. auf eine metabolische Azidose des Patienten infolge Hypoperfusion und Schock auf. Von einer Blindpufferung wird jedoch abgeraten.

Bei Normovolämie und normaler Leberfunktion werden das Zitrat des Stabilisators sowie das angesammelte Laktat und Acetat zu Bikarbonat abgebaut. Dies kann so ausgeprägt sein, daß es einige Stunden nach Transfusion größerer Mengen an Blutprodukten zum Auftreten einer therapiebedürftigen metabolischen Alkalose kommen kann [25].

Bei kleinen Kindern ist auch deshalb die Verabreichung möglichst frischer Blutprodukte und bei Massivtransfusionen die intraoperative Kontrolle der Säure-Basen-Parameter vorteilhaft.

Verlagerung der O_2-Bindungskurve

Unter Massivtransfusion wirken vielfältige Einflüsse auf die Lage der O_2-Bindungskurve ein.

Eine Linksverschiebung erfolgt durch das Vorliegen von 60–90 % fetalem Hämoglobin beim Neugeborenen, durch die mit der Massivtransfusion meist verbundene Hypothermie und durch den infolge der Lagerung reduzierten Gehalt an 2,3-DPG in den Erythrozyten. Zu einer Rechtsverschiebung der O_2-Bindungskurve kommt es durch die Azidose der transfundierten Blutprodukte.

Mikroaggregate

Nach etwa 5–10 Tagen Lagerungsdauer finden sich v. a. in Vollblutkonserven zunehmend Mikroaggregate, bestehend aus Zelldebris, Leukozyten, Thrombozyten, Fibrin etc. Diese Aggregate sind meist kleiner als 170 µm, der Netzweite der Transfusionsbestecke, weshalb für Vollbluttransfusionen auch Mikrofilter mit 20–40 µm Netzweite empfohlen wurden [19]. Da die Mikroaggregatbildung in den heute üblicherweise an „buffy coat" freien Erythrozytenkonzentraten sehr gering ist, können diese Erythrozytenkonzentrate mit 170-µm-Filtern transfundiert werden [31].

Mikroaggregate wurden zeitweise für eine pulmonale Verschlechterung von Patienten nach Massivtransfusionen durch ihre Embolisation in der Lungenstrombahn verantwortlich gemacht. Es gibt jedoch keine sicheren Untersuchungen, daß durch Mikrofilter die Ausbildung eines ARDS verhindert wurde.

Heute wird eine pulmonale Insuffizienz im Rahmen von Massivtransfusionen eher auf begleitende pulmonale Schäden durch Trauma, Sepsis oder protrahierten Schock zurückgeführt [50].

Hypothermie

Eine Auskühlung der Patienten im Rahmen ausgedehnter Eingriffe kann durch eine Massivtransfusion mit unzureichend angewärmten Blutkomponenten noch verstärkt werden.

Eine Hypothermie führt zur bereits erwähnten Verschlechterung der O_2-Abgabe im Gewebe durch Linksverschiebung der O_2-Bindungskurve, zur Enzymhemmung z. B. in der Leber (reduzierte Metabolisierung von Zitrat, Laktat und Medikamenten), zur Laktatazidose, Kaliumfreisetzung, eingeschränkter Erythrozytenverformbarkeit, Herzrhythmusstörungen bis zum Kammerflimmern und Herzstillstand und zu Einschränkungen von Streßantwort und Immunfunktion [45].

Von klinischer Bedeutung ist ferner eine durch die Hypothermie mitverursachte Gerinnungsstörung. Sie wird einer Verlangsamung der Funktion der Gerinnungsenzyme, einer erhöhten fibrinolytischen Aktivität im Plasma und einer Thrombozytenfunktionsstörung infolge veränderten Arachidonsäurestoffwechsels zugeschrieben [26, 45]. Vorbeugend ist deshalb gerade bei kleinen Kindern und Massivtransfusionen auf das Anwärmen der Blutprodukte vor der Transfusion, u. U. durch Erwärmen gefüllter Spritzen [45], und auf wärmeerhaltende Maßnahmen im Operationssaal zu achten.

Gerinnungsstörungen unter Massivtransfusion

Ursachen der Gerinnungsstörungen unter Massivtransfusion

Eines der Hauptprobleme unter Massivtransfusion sind Gerinnungsstörungen, die nach unterschiedlicher Transfusionsmenge auftreten können. Typischerweise handelt es sich um sog. mikrovaskuläre Blutungen, diffuse Blutungen z. B. aus Kathetereintrittsstellen, Stichkanälen, Hautnähten, großen Wundflächen und Schleimhäuten, um generalisierte Petechien und zunehmende Ekchymosen [79], die keine chirurgisch stillbare Ursache haben.

Ursache für diese Blutungen können sein:

- transfusionsbedingter Mangel an plasmatischen Gerinnungsfaktoren durch Verdünnung,
- transfusionsbedingte Thrombozytopenie durch Verdünnung oder Thrombozytenfunktionsstörung,
- disseminierte intravaskuläre Gerinnung mit Verbrauch an Thrombozyten und Gerinnungsfaktoren [12],
- Gerinnungsstörungen durch Hypotension, Schock und Azidose [39, 60, 74],
- hämolytische Transfusionsreaktion,
- hypothermiebedingte Gerinnungsstörung [26].

Plasmatische Gerinnungsstörungen

Durch Trauma und Operation steigt die Konzentration des Faktor VIII auf bis zu 200 % [82]. Durch Infusion und Transfusion kommt es jedoch zu einem verdünnungsbedingten Abfall der Gerinnungsfaktoren. Für eine ausreichende Gerinnung sind bei Mangel multipler Gerinnungsfaktoren, wie unter einer Massivtransfusion, Faktorenkonzentrationen von mindestens 20–30% erforderlich. Der Abfall der Faktoren ist bei Verwendung von Frischblut und Vollblut geringfügig, da im Vollblut nach 10 Tagen Lagerung selbst die labilen Faktoren V und VIII in ausreichender Konzentration vorliegen. Das Auftreten einer klinischen Blutung unter Vollblut- oder Frischbluttransfusion erfolgt häufig erst nach Austausch von 2–3 Blutvolumina [18, 82] und ist oft mehr auf eine Thrombozytopenie zurückzuführen [22, 32, 33, 55, 59].

Wird bei einer Massivtransfusion jedoch primär mit weitestgehend plasmafreien EK und Kristalloiden/Kolloiden substituiert, so tritt bereits wesentlich früher eine deutliche Verdünnungskoagulopathie auf [11, 39, 55], und bereits nach 1–1,5 Blutvolumina muß mit klinischer Blutung durch Koagulopathie gerechnet werden.

Für Massivtransfusionen wird deshalb die Verwendung von Vollblut empfohlen [5, 11, 52, 82], um neben Erythrozyten auch Gerinnungsfaktoren (und Thrombozyten) bei reduzierter Spenderexposition zu übertragen.

Die routinemäßige Gabe von FFP wird von einigen Autoren abgelehnt [13, 22, 59, 60], von anderen befürwortet [39, 74]. Coté [19] empfiehlt, bei Verwendung von Vollblut nach Ersatz von 2–3 Blutvolumina oder bei Verwendung von EK nach 1–1,5 Blutvolumina 25–33% des weiteren Blutverlustes durch FFP zu substituieren. Frischplasmen sind sicher indiziert, wenn im Rahmen einer Massivtransfusion eine klinische Gerinnungsstörung mit pathologisch verändertem Test der plasmatischen Gerinnung und Ausschluß einer Thrombozytopenie vorliegt.

Bei Neugeborenen ist zusätzlich noch die Unreife des Gerinnungssystems mit reduzierten Ausgangswerten für die Faktorenkonzentrationen, die Gefahr einer intrakraniellen Blutung und die geringere Mehrbelastung bei früher beginnender FFP-Gabe zu berücksichtigen, so daß bei erwartetem Blutverlust von mehr als einem Blutvolumen frühzeitig die kombinierte Transfusion von FFP mit Erythrozytenkonzentraten erwogen werden kann.

Plasmatische Gerinnungstests zur Diagnose der Gerinnungsstörung unter Massivtransfusion

Welche Gerinnungstests sollen zur Beurteilung der plasmatischen Gerinnung durchgeführt werden? Zunächst ist die Beurteilung der

PT [auch Prothrombinzeit (PTZ), Thromboplastinzeit (TPZ), (Normwert 10-13 s, bei uns angegeben in % als Quick)], der PTT (partielle Thromboplastinzeit, 30-45 s) und des Fibrinogens (200-450 mg/dl) ausreichend. Die Werte beginnen sich zwar schon zu verändern, noch ehe ein Blutvolumen ausgetauscht ist, bei erfolgreicher Blutungsstillung normalisieren sie sich in den folgenden 24-36 h wieder spontan. Nach Transfusion von > 12 U beim Erwachsenen waren bei allen Patienten PT und PTT auf mehr als das 1,5fache verlängert [55]. Ab einem Blutverlust von > 1,5 Blutvolumina und plasmafreier Substitution ist mit einer Erhöhung der PT und PTT auf das 1,5- bis 1,8fache der Norm (PT 22 s, Quick-Wert 30 %, PTT 62 s), einem Abfall von Fibrinogen auf unter 50-100 mg/dl [11, 82] und einer klinischen Gerinnungsstörung zu rechnen [11, 18, 69, 82], so daß bei Vorliegen dieser Werte und klinischer mikrovaskulärer Blutung, die bei Faktorenspiegeln unter 20 % auftritt [11], bei Ausschluß einer Thrombozytopenie die FFP-Gabe empfohlen wird [11]. Häufig ist jedoch zu diesem Zeitpunkt bereits eine Thrombozytopenie die Ursache der Blutung [22].

Thrombozytopenie im Rahmen der Massivtransfusion

Ebenso wie mit den plasmatischen Gerinnungsfaktoren kommt es auch zu einer Verdünnung der Thrombozyten im Rahmen der Massivtransfusion. Dies scheint vielen Autoren der entscheidendere Faktor für eine klinische Blutungsneigung zu sein. Der Abfall der Thrombozytenzahl erfolgt langsamer, als rechnerisch zu erwarten wäre [18, 32, 72, 79], vermutlich durch Mobilisierung von Thrombozyten aus Knochenmark, Lunge und lymphatischem Gewebe. Nach Austausch von 1 Blutvolumen sind danach noch ca. 70 %, nach 2 Blutvolumina 40 % und nach 3 Blutvolumina 20 % der Ausgangsthrombozytenwerte vorhanden [18, 40]. Eine klinische Blutung wegen Thrombozytopenie ist bei einem Volumenumsatz unter 1-2 Blutvolumina unwahrscheinlich [14]. Während EK thrombozytenfrei sind, ist auch in bei 4 °C gelagertem Vollblut und insbesondere in Frischblut noch mit funktionsfähigen Thrombozyten zu rechnen, so daß der Abfall bei letzteren langsamer von statten geht. So wird von einer Massivtransfusion mit 109 Vollblutkonserven und 12 Frischblutkonserven ohne die Notwendigkeit einer Thrombozytentransfusion berichtet [64]. Bei Verwendung von EK ist nach Austausch von 2 Blutvolumina mit Thrombozytenwerten von 50-75 000/mm^3 zu rechnen [22, 55], doch können in Abhängigkeit vom Ausgangswert auch nach Austausch von bis zu 5 Blutvolumina Thrombozytenwerte über 100 000/mm^3 vorliegen [20]. Klinische mikrovaskuläre Blutungen im Rahmen von Massivtransfusionen sind immer mit einer Thrombozytopenie von < 100 000/mm^3, meist jedoch von < 50 000/mm^3 verbunden, können jedoch auch bei sehr niedrigen Thrombozytenzahlen von < 35 000/mm^3 noch fehlen [32, 33, 74].

Von prophylaktischer Gabe von Thrombozytenkonzentraten ohne klinische Blutung wird abgeraten [14, 35, 36, 59, 79]. Thrombozytenpräparate sollten bestellt werden, wenn ein Blutverlust von > 2-3 Blutvolumina erwartet wird oder wenn bei fortbestehender chirurgischer Blutung die Thrombozytenzahl 100 000/mm^3 durchläuft [91]. Sie sollten transfundiert werden, wenn Zeichen einer mikrovaskulären Blutung auftreten oder bei fortbestehender Blutung die Thrombozytenzahl 50 000/mm^3 unterschreitet [11]. Bei Frühgeborenen besteht möglicherweise bei Thrombozytenwerten unter 100 000/mm^3 eine erhöhte Gefährdung für eine Hirnblutung [95].

Als wichtigster Laborparameter für die mikrovaskuläre Blutung gilt die Thrombozytenzahl [14, 32]. Die Blutungszeit ist zwar auf über 15 min verlängert, ohne jedoch mit der klinischen Blutungsneigung zu korrelieren [22].

Maßnahmen zur Verringerung des Fremdblutbedarfs (s. auch die Beiträge von Baumann, Biermann, Hofmann und Wölfel)

Maßnahmen zur Verringerung des Fremdblutbedarfs sind auch im Kindesalter möglich und werden zunehmend bei kleineren Patienten eingesetzt [73], sind jedoch für Neugeborene und Säuglinge nur bedingt oder nicht praktikabel. Dazu zählen u. a. [33]

- präoperative Eigenblutspende [73, 87],
- „Limited-exposure-Transfusion" [7, 94],
- präoperative isovolämische Hämodilution [34],
- intraoperative Autotransfusion [34],
- intraoperative kontrollierte Hypotension,
- niedrigerer akzeptierter minimaler Hämatokrit,

- Verwendung von Desmopressin, Antifibrinolytika, Perfluorkohlenwasserstoffen, Hämoglobinlösungen [33].

Die Exposition gegenüber multiplen Spendern kann jedoch auch durch die Verwendung von Vollblut oder Frischblut reduziert werden.

Nicht unumstritten ist die gerichtete Blutspende, meist als Elternblutspende. Allgemein wird bezweifelt, daß sie ein geringeres Infektionsrisiko beinhaltet, vermutlich jedoch auch kein größeres als die Fremdblutspende [7, 16]. Gerade im pädiatrischen Bereich läßt sich durch gerichtete Spenden die Spenderexposition erheblich reduzieren, indem z. B. von einem Elternteil mehrfach oder mehrere verschiedene erforderliche Blutkomponenten gewonnen werden [7].

Vorschlag zum praktischen Vorgehen

Um der besonderen Situation des Neugeborenen bei Operationen mit Blutverlust und bei Transfusionen sowie insbesondere bei einer Massivtransfusion durch den Anästhesisten gerecht zu werden, sei zusammenfassend folgendes Vorgehen vorgeschlagen:

Kenntnis des Patienten

Unerläßlich für ein angemessenes Vorgehen sind ausreichende Informationen über den Patienten. Dazu gehören außer der aktuellen operationspflichtigen Erkrankung alle Vorerkrankungen, deren Kenntnis einen Rückschluß auf den individuellen minimal akzeptablen Hämatokrit, auf Störungen der Gerinnung oder Stoffwechselstörungen zuläßt. Ausgangswerte für Hämoglobin, Thrombozyten und Gerinnung sowie das geschätzte Blutvolumen des Kindes lassen eine Festlegung des maximal tolerierbaren Blutverlustes vor Notwendigwerden einer Transfusion zu.

Kenntnis der Operation

Die Kenntnis der geplanten Operation erlaubt bereits präoperativ eine erste Einschätzung des zu erwartenden Blutverlustes und der dadurch ratsamen Blutbereitstellung, venösen Zugänge und Überwachungsmaßnahmen.

Fremdblutsparende Methoden

In Abhängigkeit von Patientenvorbefund, Patientenalter und -größe, zu erwartendem Blutverlust und Planungszeitraum sind die Einleitung prä- und intraoperativ fremdblutsparender Methoden einschließlich der umstrittenen gerichteten (Eltern)blutspende möglich.

Fremdblutbereitstellung

1) Bei erwarteter Bluttransfusion wird nach Blutgruppenbestimmung und Antikörperscreening ABO- und Rh-kompatibles Blut nach Kreuzprobe bereitgestellt. Das Alter der Blutkonserven sollte (außer bei geteilten Babykonserven) 7 Tage nicht überschreiten. Bis zur Vollendung des 1. Lebensjahres werden Anti-CMV-Antikörper negative und bestrahlte Blutprodukte empfohlen.
2) Bei erwarteter Massivtransfusion sind EK, FFP und TK bereitzustellen. Falls verfügbar sind Frischblut- und Vollblutkonserven den Einzelkomponenten vorzuziehen.
3) Bei unerwarteter Massivtransfusion wird auf EK der Blutgruppe O Rhesus-negativ mit niedrigem Anti-A- und Anti-B-Antikörpertiter zurückgegriffen.

Monitoring

Das obligate Monitoring für Kinder muß ggf. um invasive arterielle Druckmessung, zentrale Venenkatheterisierung, Urinableitung und Laborkontrollen erweitert werden.

Basisbedarf

Bei der intraoperativen Flüssigkeits-, Elektrolyt- und Glukosezufuhr wird der Basisbedarf für Kinder, ggf. ergänzt um präoperative

Defizite und intraoperativen Zusatzbedarf (z. B. Eröffnung der Körperhöhlen), zugrunde gelegt.

Blutverluste

Auf eine minutiöse Registrierung aller Blutverluste ist zu achten. Insbesondere bei kleinen Kindern sammeln sich die Blutverluste fast ausschließlich in Kompressen und Tüchern und nur selten im Sauger. Eine gute Verständigung mit dem Operateur ist auch hier von unbezahlbarem Nutzen.

Transfusionsbeginn

Der Beginn der Transfusion von Erythrozyten kann sich nach dem Erreichen eines vorkalkulierten Blutverlustes (maximal akzeptierter Blutverlust, ggf. 10–15 % des Blutvolumens) oder nach Laborkontrollen (Erreichen des minimal akzeptierten Hämatokrits) richten.

Frischplasmen

Falls kein Vollblut oder Frischblut, sondern Erythrozytenkonzentrate verwendet werden, müssen u. U. Gerinnungsfaktoren substituiert werden.

1) Bei langsamem Blutverlust kann der Transfusionsbeginn von Frischplasmen vom Erreichen pathologischer plasmatischer Gerinnungstests (PT und PTT > 1,5fach der Norm, Fibrinogen < 80 mg/dl) bei Ausschluß einer Thrombozytopenie und Vorliegen klinisch nichtchirurgischer Blutungsneigung abhängig gemacht werden.
2) Bei dem im täglichen Anästhesiebetrieb üblichen akuten Blutverlust während Operationen bedeutet das Abwarten von Labortests u. U. eine nicht akzeptable Verzögerung. Ab einem Blutverlust vom 1- bis 1,5fachen des Blutvolumens des Patienten kann bei Verwendung von Erythrozytenkonzentraten von der Notwendigkeit einer Substitution von Gerinnungsfaktoren ausgegangen werden, insbesondere auch beim Neugeborenen in Anbetracht des unreifen plasmatischen Gerinnungssystems.

Thrombozyten

Auch die Thrombozytentransfusion wird idealerweise abhängig gemacht vom Auftreten mikrovaskulärer Blutungen im Zusammenhang mit nachgewiesener Thrombozytopenie. Bei akuter schwerer Blutung ist jedoch in Abhängigkeit vom Ausgangswert nach einem Blutverlust vom 1,5- bis 3fachen des Blutvolumens des Patienten mit einer substitutionspflichtigen Thrombozytopenie zu rechnen. Die gleichzeitige Plasmasubstitution durch Thrombozytengabe ermöglicht u. U. den Verzicht auf Frischplasmen.

Transfusionskomplikationen

Die Transfusion aller Blutkomponenten ist mit einer Großzahl an Risiken, Nebenwirkungen und Komplikationen behaftet. Sie werden am leichtesten durch Vermeidung nichtindizierter Transfusionen verhindert. Sorgfalt und Aufmerksamkeit bei der Durchführung aller Transfusionen sind unerläßlich, um Komplikationen zu verhindern oder frühzeitig zu erkennen und zu behandeln.

Literatur

1. Abbott TR (1983) Changes in serum calcium fractions and citrate concentrations during massive blood transfusions and cardiopulmonary bypass. Br J Anaesth 55: 753–759
2. American Association of Blood Banks (1991) Standards for blood banks and transfusion services, 14th edn. American Association of Blood Banks, Arlington/VA
3. Andrew M, Paes B, Milner R, Johnston M et al. (1987) Development of the human coagulation system in the full-term infant. Blood 70: 165–172
4. Andrew M, Paes B, Milner R, Johnston M et al. (1988) Development of the human coagulation system in the healthy premature infant. Blood 72: 1651–1657
5. Blanchette VS, Hume HA, Levy GJ, Luban NLC, Strauss RG (1991) Guidelines for auditing pediatric blood transfusion practices. Am J Dis Child 145: 787–796
6. Board AJ, Lister BG, Moran D, Burrow BJ et al. (1989) Hypernatraemia and hyperglycaemia with massive blood transfusions. Anaesth Intensive Care 17: 387–388
7. Brecher ME, Moore SB, Taswell HF (1988) Minimal-exposure transfusion:

A new approach to homologous blood transfusion. Mayo Clin Proc 63: 903–905
8. Brown KA, Bissonnette B, MacDonald M, Poon AO (1990) Hyperkalaemia during massive blood transfusion in paediatric craniofacial surgery. Can J Anaesth 37: 401–408
9. Brown KA, Bissonnette B, McIntyre B (1990) Hyperkalaemia during rapid blood transfusion and hypovolaemic cardiac arrest in children. Can J Anaesth 37: 747–754
10. Brubaker DB (1983) Human posttransfusion graft-versus-host disease. Vox Sang 45: 401–420
11. Ciavarella D, Reed RL, Counts B, Baron L et al. (1987) Clotting factor levels and the risk of diffuse microvascular bleeding in the massively transfused patient. Br J Haematol 67: 365–368
12. Collins JA (1987) Recent developments in the area of massive transfusion. World J Surg 11: 75–81
13. Consensus Conference (1985) Fresh-frozen plasma. Indications and risks. JAMA 253: 551–553
14. Consensus Conference (1987) Platelet transfusion therapy. JAMA 257: 1777–1780
15. Consensus Conference (1988) Perioperative red blood cell transfusion. JAMA 260: 2700–2703
16. Cordell RR, Yalon VA, Cigahn-Haskell C, McDonough BP, Perkins HA (1986) Experience with 11,916 designated donors. Transfusion 26: 484–486
17. Coté CJ (1987) Depth of halothane anesthesia potentiates citrate-induced ionized hypocalcemia and adverse cardiovascular events in dogs. Anesthesiology 67: 676–680
18. Coté CJ (1991) Blood, colloid, and crystalloid therapy. In: Lerman J (ed) New developments in pediatric anesthesia. Anesthesiol Clin North Am 94: 865–884
19. Coté CJ (1993) Strategies for blood product management and blood salvage. In: Coté CJ, Ryan JF, Todres ID, Goudsouzian NG, (eds) A practice of anesthesia for infants and children, 2nd edn. Saunders, Phildelphia, pp 183–200
20. Coté CJ, Liu LMP, Szyfelbein SK, Goudsouzian NG, Daniels AL (1985) Changes in serial platelet counts following massive blood transfusion in pediatric patients. Anesthesiology 62: 197–201
21. Coté CJ, Drop LJ, Hoaglin DC, Daniels AL, Young ET (1988) Ionized hypocalcemia after fresh frozen plasma administration to thermally injured children: effects of infusion rate, duration and treatment with calcium chloride. Anesth Analg 67: 152–160
22. Counts RB, Haisch C, Simon TL, Maxwell NG et al. (1979) Hemostasis in massively transfused trauma patients. Ann Surg 190: 91–99
23. Denlinger JK, Nahrwold ML, Gibbs PS, Lecky JH (1976) Hypocalcaemia during rapid blood transfusion in anaesthetized man. Br J Anaesth 48: 995–999
24. DePalma L, Luban NLC (1990) Blood component therapy in the perinatal period: guidelines and recommendations. Semin Perinatol 14: 403–415
25. Driscoll DF, Bistrian BR, Jenkins RL, Randall S et al. (1987) Development

of metabolic alkalosis after massive transfusion during orthotopic liver transplantation. Crit Care Med 15: 905–908
26. Ferrara A, MacArthur JD, Wright HK, Modlin IM, McMillen MA (1990) Hypothermia and acidosis worsen coagulopathy in the patient requiring massive transfusion. Am J Surg 160: 515–518
27. Fluit CRMG, Kunst VAJM, Drenthe-Schonk AM (1990) Incidence of red cell antibodies after multiple blood transfusion. Transfusion 30: 532–535
28. Gascón P, Zoumbos NC, Young NS (1984) Immunologic abnormalities in patients receiving multiple blood transfusions. Ann Intern Med 100: 173–177
29. Gilbert GL, Hayes K, Hudson IL, James J (1989) Prevention of transfusion-acquired cytomegalovirus infection in infants by blood filtration to remove leucocytes. Lancet 8649: 1228–1231
30. Glassman AB (1982) Pediatric transfusion: considerations by age and blood component. South Med J 75: 722–725
31. Glück D, Kubanek B (1989) Transfusionsmedizin. Blutkomponententherapie. Fischer, Stuttgart New York
32. Gravlee GP (1990) Bluttransfusion und Komponententherapie. Klinische Anästhesie, Current Reviews, Bd 8, Kap 21. Akademische Druck- und Verlagsanstalt, Graz
33. Gravlee GP (1990) Blood transfusion and component therapy. Lecture 215. 41st Annual Refresher Course Lectures and Clinical update Anesthesiologists, Las Vegas, Oct. 19–23
34. Haberkern M, Dangel P (1991) Normovolaemic haemodilution and intraoperative autotransfusion in children: experience with 30 cases of spinal fusion. Eur J Pediatr Surg 1: 30–35
35. Harrigan C, Lucas CE, Ledgerwood AM, Mammen EF (1982) Primary hemostasis after massive transfusion for injury. Am Surg 48: 393–396
36. Harrigan C, Lucas CE, Ledgerwood AM, Walz DA, Mammen EF (1985) Serial changes in primary hemostasis after massive transfusion. Surgery 98: 836–843
37. Hershey MD, Glass DD (1992) Con: Whole blood transfusions are not useful in patients undergoing cardiac surgery. J Cardiothorac Vasc Anesth 6: 761–763
38. Hewitt PS, Machin SJ (1990) Massive blood transfusion. BMJ 300: 107–109
39. Hewson JR, Neame PB, Kumar N, Ayrton A et al. (1985) Coagulopathy related to dilution and hypotension during massive transfusion. Crit Care Med 13: 387–391
40. Hinkle AJ (1990) Blut- und Flüssigkeitstherapie beim Kind, Teil II. Klinische Anästhesie, Current Reviews, Bd 9, Kap 8. Akademische Druck- und Verlagsanstalt, Graz
41. Hogge DE, Thompson BW, Schiffer CA (1986) Platelet storage for 7 days in second-generation blood bags. Transfusion 26: 131–135
42. Högmann CF, Bagge L, Thorén L (1987) The use of blood components in surgical transfusion therapy. World J Surg 11: 2–13
43. Hume H (1989) Pediatric transfusions: quality assessment and assurance. In: Sacher RA, Strauss RG (Hrsg) Contemporary issues in pediatric transfusion medicine. American Association of Blood Banks, Arlington/VA, pp 55–80

44. Hynes MS (1992) Pro: Whole blood transfusions are useful in patients undergoing cardiac surgery. J Cardiothorac Vasc Anesth 6: 756–760
45. Iserson KV, Huestis DW (1991) Blood warming: current applications and techniques. Transfusion 31: 558–571
46. Jameson LC, Popic PM, Harms BA (1990) Hyperkalemic death during use of a high-capacity fluid warmer for massive transfusion. Anesthesiology 73: 1050–1052
47. Jones DS, Byers RH, Bush TJ, Oxtoby MJ, Rogers MF (1992) Epidemiology of transfusion-associated acquired immunodeficiency syndrome in children in the United States, 1981 through 1989. Pediatrics 89: 123–127
48. Kearney RA, Rosales IK, Howes WJ (1989) Craniosynostosis: an assessment of blood loss and transfusion practices. Can J Anaesth 36: 473–477
49. Kern FH, Morana NJ, Sears JJ, Hickey PR (1992) Coagulation defects in neonates during cardiopulmonary bypass. Ann Thorac Surg 54: 541–546
50. Ketai LH, Grum CM (1986) C3a and adult respiratory distress syndrome after massive transfusion. Crit Care Med 14: 1001–1003
51. Kevy SV (1992) Blood products used in the newborn. In: Cloherty JP, Stark AR (eds) Manual of neonatal care, Chapter 20. Little Brown, Boston Toronto London, pp 360–366
52. Kivioja A, Myllynen P, Rokkanen P (1991) Survival after massive transfusion exceeding four blood volumes in patients with blunt injuries. Am Surg 57: 398–401
53. Lazarus HM, Herzig RH, Warm SE, Fishman DJ (1982) Transfusion experience with platelet concentrates stored for 24 to 72 hours at 22 °C. Importance of storage time. Transfusion 22: 39–43
54. Leitman SF, Holland PV (1985) Irradiation of blood products. Indications and guidelines. Transfusion 25: 293–303
55. Leslie SD, Toy PTCY (1991) Laboratory hemostatic abnormalities in massively transfused patients given red blood cells and crystalloid. Am J Clin Pathol 96: 770–773
56. Linko K, Saxelin I (1986) Electrolyte and acid-base disturbances caused by blood transfusions. Acta Anaesthesiol Scand 30: 139–144
57. Luban NLC, Strauss RG, Hume HA (1991) Commentary on the safety of red cells preserved in extended-storage media for neonatal transfusion. Transfusion 31: 229–235
58. Manno CS, Hedberg KW, Kim HC, Bunin GR et al. (1991) Comparison of the hemostatic effects of fresh whole blood, stored whole blood, and components after open heart surgery in children. Blood 77: 930–936
59. Mannucci PM, Federici AB, Sirchia G (1982) Hemostasis testing during massive blood replacement. Vox Sang 42: 113–123
60. Martin DJ, Lucas CE, Ledgerwood AM, Hoschner J et al. (1985) Fresh frozen plasma supplement to massive red blood cell transfusion. Ann Surg 202: 505–511
61. McClelland DBL (1992) Complications related to intraoperative blood component therapy. In: Desmonts JM (ed) Outcome after anaesthesia and surgery. Baillieres Clin Anaesthesiol 6: 539–560
62. McIntosh S, ÓBrien RT, Schwartz AD, Pearson HA (1973) Neonatal isoimmune purpura: response to platelet infusions. J Pediatr 82: 1020–1027

63. McNamara JJ, Anderson BS, Hayashi T (1978) Stored blood platelets and microaggregate formation. Surg Gynecol Obstet 147: 507–512
64. Michelsen T, Salmela L, Tigerstedt I, Mäkeläinen A, Linko K (1989) Massive blood transfusion: is there a limit? Crit Care Med 17: 699–700
65. Miller RD (1990) Transfusion therapy. In: Miller RD (ed) Anesthesia, 3rd edn. Churchill Livingstone, New York, pp 1467–1499
66. Mingers A-M (1992) Perioperative Gerinnungsprobleme bei Kindern. Infusionstherapie 19: 105–109
67. Moore GL, Ledford ME (1985) Effects of 4000 rad irradiation on the in vitro storage properties of packed red cells. Transfusion 25: 583–585
68. Morrow JF, Braine HG, Kickler TS, Ness PM et al. (1991) Septic reactions to platelet transfusions. A persistent problem. JAMA 266: 555–558
69. Murray DJ, Olson J, Strauss R, Tinker JH (1988) Coagulation changes during packed red cell replacement of major blood loss. Anesthesiology 69: 839–845
70. Nelson N, Finnström O (1988) Blood exchange transfusion in newborns, the effect on serum ionized calcium. Early Hum Dev 18: 157–164
71. Nilsson L, Hedner U, Nilsson IM, Robertson B (1983) Shelf-life of bank blood and stored plasma with special reference to coagulation factors. Transfusion 23: 377–381
72. Noe DA, Graham SM, Luff R, Sohmer P (1982) Platelet counts during rapid massive transfusion. Transfusion 22: 392–395
73. Novak RW (1988) Autologous blood transfusion in a pediatric population. Clinical Pediatrics 27: 184–187
74. Phillips TF, Soulier G, Wilson RF (1987) Outcome of massive transfusion exceeding two blood volumes in trauma and emergency surgery. J Trauma 27: 903–910
75. Piccoli DA, Perlman A, Ephros M (1983) Transfusion-acquired Plasmodium malariae infection in two premature infants. Pediatrics 72: 560–562
76. Popovsky MA, Moore SB (1985) Diagnostic and pathogenetic considerations in transfusion-related acute lung injury. Transfusion 25: 573–577
77. Preiksaitis JK, Brown L, McKenzie M (1988) Transfusion-acquired cytomegalovirus infection in neonates: A prospective study. Transfusion 28: 205–209
78. Read EJ, Kodis C, Carter CS, Leitman SF (1988) Viability of platelets following storage in the irradiated state. Transfusion 28: 446–450
79. Reed II RL, Ciavarella D, Heimbach DM, Baron L et al. (1986) Prophylactic platelet administration during massive transfusion. Ann Surg 203: 40–48
80. Richtlinien zur Blutgruppenbestimmung und Bluttransfusion (1992) Deutscher Ärzteverlag, Köln
81. Rock G, Adams GA, Labow RS (1988) The effects of irradiation on platelet function. Transfusion 28: 451–455
82. Roy RC (1990) Fresh-frozen Plasma. Klinische Anästhesie. Current Reviews, Bd 8. Kap 9
83. Sacher RA, Strauss RG, Luban NLC, Feil M et al. (1990) Blood component therapy during the neonatal period: a national survey of red cell transfusion practice, 1985. Transfusion 30: 271–276

84. Sakakibara T, Juji T (1986) Post-transfusion graft-versus-host disease after open heart surgery. Lancet 2(8515): 1099
85. Schwab CW, Shayne JP, Turner J (1986) Immediate trauma resuscitation with type O uncrossmatches blood: a two-years prospective experience. J Trauma 26: 897–902
86. Seefelder C, Ahnefeld FW (1992) Die Stellung der intraossären Injektion und Infusion bei pädiatrischen Notfällen. Eine Literaturübersicht. Notarzt 8: 175–183
87. Silvergleid AJ (1987) Safety and effectiveness of predeposit autologous transfusions in preteen and adolescent children. JAMA 257: 3403–3404
88. Simon TL, Henderson R (1979) Coagulation factor activity in platelet concentrates. Transfusion 19: 186–189
89. Sjöberg POJ, Bondesson UG, Sedin EG, Gustafsson JP (1985) Exposure of newborn infants to plasticizers. Plasma levels of di-(2-ethylhexyl) phthalate and mono-(2-ethylhexyl)phthalate during exchange transfusion. Transfusion 25: 424–428
90. Sohmer PR, Scott RL (1982) Metabolic burden of massive transfusion. Prog Clin Biol Res 108: 273–283
91. Steward DJ (1990) Manual of pediatric anesthesia, 3rd edn. Churchill Livingstone, New York Edinburgh London Melbourne
92. Stoops CM (1983) Acute hyperkalemia associated with massive blood replacement (Letter). Anesth Analg 62: 1044
93. Strauss RG (1986) Current issues in neonatal transfusions. Vox Sang 51: 1–9
94. Strauss RG (1989) Directed and limited-esposure donor programs for children. In: Sacher RA, Strauss RG (eds) Contemporary issues in pediatric transfusion medicine. American Association of Blood Banks, Arlington/VA, pp 1–11
95. Strauss RG (1991) Transfusion therapy in neonates. Am J Dis Child 145: 904–911
96. Tegtmeier GE (1988) The use of cytomegalovirus-screened blood in neonates. Transfusion 28: 201–203
97. Thaler M, Shamiss A, Orgad S, Huszar M et al. (1989) The role of blood from HLA-homozygous donors in fatal transfusion-associated graft-versus-host disease after open-heart surgery. N Engl J Med 321: 25–28
98. Uppington J, Goat VA (1987) Anaesthesia for major craniofacial surgery: a report of 23 cases in children under four years of age. Ann RC Surg Engl 69: 175–178
99. Williams RA, Brown EF, Hurst D, Franklin LC (1989) Transfusion of infants with activation of erythrocyte T antigen. J. Pediatr 115: 949–953
100. Wolfe LC (1985) The membrane and the lesion of storage in preserved red cells. Transfusion 25: 185–203
101. Yeager AS, Grumet FC, Hafleigh EB, Arvin AM, Bradley JS, Prober CG (1981) Prevention of transfusion-acquired cytomegalovirus infections in newborn infants. J Pediatr 98: 281–287

Zusammenfassung und Diskussion

M. Zapke

Hämatopoese, O_2-Transport und O_2-Verbrauch im Kindesalter – Physiologie und Pathophysiologie

– Frage an Herrn *Treuner*: Halten Sie eine Eisensubstitution während der Eigenblutspende für sinnvoll?

Ich glaube nicht, daß eine Eisentherapie notwendig ist, da bei normaler Ernährung kein Eisendefizit besteht. Abhängig von der Ausgangssituation dauert der Anstieg des Hb ungefähr 3 Wochen; dieser Vorgang wird durch Eisensubstitution nicht beschleunigt. Auch der durch die Eigenblutspende erhöhte Eisenbedarf wird bei normaler Ernährung ausgeglichen. Die Frage ist, ob man bei einem Kind oder jungen Erwachsenen, der eine leichte Anämie hat, noch eine Eigenblutspende erwägen würde.

Wenn Sie Eisen substituieren wollen, um einem postoperativen Defizit vorzubeugen, so halte ich auch das nicht für sinnvoll.

– Würden Sie vor einer Eisengabe den Eisenspiegel im Blut bestimmen?

Wenn das Kind normal gediehen ist und einen normalen Hb-Wert hat, kann kein Eisenmangel bestehen, und ich würde auf die Bestimmung verzichten. Ein guter Faktor zum Abschätzen sind die Retikulozyten, die bei der BB-Bestimmung mitbestimmt werden können.

– Sehen Sie eine Indikation für Erythropoetin?

Theoretisch wäre ein Effekt zu erwarten, da die Wirkung einer Erythropoetingabe sehr schnell eintritt, die natürliche Stimulation aber erst in Gang kommen muß. Meines Wissens sind Blutverluste und Eigenblutspende aber keine Indikationen, obwohl die klinische

Anwendung noch nicht genau definiert ist. In der Neonatologie spielt es eine zunehmende Rolle, es wird geprüft, ob es die Transfusionsrate reduziert.

- Welche Anforderungen stellen Sie an das Sichelzellscreening? Wen würden Sie einbeziehen?

Ich würde alle Patienten aus Mittelmeerländern einbeziehen, insbesondere bei unklarer Anämie und fehlenden Operationen in der Vorgeschichte und wenn es sich um einen nichtdringlichen Eingriff handelt. Es gibt einen einfachen Sichelzelltest, der sich schnell durchführen läßt. Man sollte allerdings überlegen, ob man nicht Patienten ausnehmen kann mit kurzen Eingriffen ohne Blutleere, bei denen eine ausreichende Oxygenierung und Normothermie gewährleistet werden können. Entscheidend ist in jedem Fall eine exakte Gerinnungsanamnese.

- Frage an Frau *Groß-Wielsch*: Würden Sie bei der idiopathischen thrombozytopenischen Purpura (ITP) generell eine Immunglobulintherapie empfehlen oder nur, wenn eine Operation bevorsteht?

Wir behandeln eine ITP primär mit Immunglobulinen, da sie häufig einen schnelleren Thromobozytenanstieg bringen und geringere Nebenwirkungen zeigen als Kortison. Außerdem sollte vor einer Kortisontherapie eine Leukämie sicher ausgeschlossen sein. Das ist nur durch eine Knochenmarkpunktion möglich, die für das Kind eine erhebliche Belastung bedeutet.

- Frage an Herrn *Linderkamp*: Sie haben die Grenze für den Hb-Wert sehr niedrig angesetzt. Tolerieren Sie diese Werte generell?

Diese Werte gelten nur unter optimalen Bedingungen, wie sie präoperativ bestehen können. Intraoperativ kommen Variablen dazu wie z. B. Intubationsprobleme, Überdruckbeatmung, Zwerchfellbehinderung durch Haken, in der Ausleitungsphase grenzwertig niedrige Körpertemperaturen, die durch Wärmeproduktion zu erhöhtem O_2-Verbrauch führen. Es gibt über das HZV und über eine Verbesserung der O_2-Sättigung durch O_2-Zufuhr Kompensationsmöglichkeiten, aber man muß diese Möglichkeiten für jeden Patienten kritisch überprüfen. Es gibt keine Normwerte – für Kinder ebensowenig wie für Erwachsene – sondern jeder hat seinen individuellen optimalen und kritischen Wert, der während der Operationsvorbereitung festgelegt werden sollte.

– Sie haben von zentralvenöser und von gemischtvenöser Sättigung gesprochen. Gibt es da nicht Unterschiede?

Mir sind keine Untersuchungen über den Unterschied zwischen zentralvenöser und gemischtvenöser Sättigung bekannt, diese sind auch schwierig durchzuführen. Die Daten sind meist zurückgerechnet über HZV und O_2-Verbrauch.

Es gibt Untersuchungen bei Frühgeborenen über die Sättigung in der V. jugularis; diese Werte entsprechen ziemlich genau der gemischtvenösen Sättigung. Das Gehirn hat zwar den höchsten O_2-Verbrauch, nimmt aber auch den größten Anteil des HZV auf, so daß die venöse Sättigung der der anderen Kompartimente entspricht.

Eine gemischtvenöse Sättigung von 50 % sollte bei Erwachsenen nicht unterschritten werden, damit auch die letzte Zelle noch ausreichend versorgt ist. Es gibt nur tierexperimentelle Untersuchungen darüber, daß in einzelnen Organen, z.B. Muskeln, der Wert unterschritten werden darf.

– Würde eine Laktatbestimmung weiterhelfen?

Der Laktatspiegel gibt nur Auskunft über das Gleichgewicht zwischen Produktion und Abbau in der Leber. Oft kann man erst nach Reperfusion feststellen, daß eine Hypoxie stattgefunden hat, eine genaue Lokalisation ist aber nicht möglich. Bei einer Leberschädigung ist der Laktatabbau eingeschränkt, so daß auch ohne Hypoxie erhöhte Spiegel resultieren. Für gesunde Sportler ist der Laktatwert ein guter Parameter.

– Frage an Frau *Kattner*: Nach welchen Kriterien transfundieren Sie Frühgeborene? Kann man nach der Transfusion von adultem Blut niedrigere Werte tolerieren?

Sie sollten bei Transfusion von adultem Blut niedrigere Zielwerte anstreben. Bei hohen Werten besteht ein erhöhtes Risiko für Retinopathien. Gerade bei Frühgeborenen kann man nach der Klinik entscheiden, welcher Hb-Wert noch tolerabel ist. Mit der Transfusion kann man warten, bis die ersten Symptome, z. B. Apnoen, auftreten, wenn nicht eine Operation geplant ist.

Linderkamp: Die Apnoen sind kein guter Indikator für transfusionsbedürftige Anämien, da bereits minimale hypoxische Schädigungen des Gehirns auftreten können. Bessere Symptome sind z. B. Gewichts- und Wachstumsstillstand oder die Hyperventilation, mit der die Frühgeborenen versuchen, den O_2-Bedarf durch eine bessere Sättigung zu decken. Diese Kompensationsmöglichkeiten sind allerdings gering.

Blutgerinnung

– Frage an Herrn *Göbel*: Welche Wirkung hat Minirin auf das Gerinnungssystem?

Außer dem Anstieg des Faktor VIII beobachtet man auch einen hämostasiologischen Effekt bei Patienten mit Thrombozytopenie. In 30–60 % der Fälle hört die Blutungsneigung auf; manifeste Blutungen können durch Minirin zum Stillstand gebracht werden, ohne daß sich an der Thrombozytenzahl etwas geändert hätte.

Wir geben bei bekannter Gerinnungsstörung Minirin präoperativ und beobachten das Verhalten des Hämostasesystems. Bei zufriedenstellendem Ergebnis verzichten wir auf eine weitere Therapie, empfehlen perioperativ die Vermeidung gerinnungshemmender Medikamente und postoperativ die Verabreichung von Antifibrinolytika, um die Gerinnsel zu schützen. Außerdem sollte für eine ausreichende Diurese gesorgt werden, da die Patienten eine Wasserretention entwickeln können und daraus resultierend ein Lungenödem, und es sollte ein sorgfältiges Blutdruckmonitoring durchgeführt werden, obwohl Blutdruckkrisen bei Kindern seltener auftreten als bei Erwachsenen.

– Applizieren Sie Vitamin K i.v. oder i.m.?

Wenn eine Blutungsneigung besteht, würde ich es nicht i.m. geben, weil man damit erhebliche Muskeleinblutungen hervorrufen kann. Früh- und Neugeborenen kann man es i.v. geben, bei älteren Kindern kann die i.v.-Gabe zu Schocksituationen führen. Bei gesunden Neugeborenen reicht die orale Gabe aus; wenn man es wegen Resorptionsstörungen nicht per os geben kann, sollte man es s.c. geben.

Es gibt eine im August veröffentlichte Studie aus dem *British Medical Journal*, die gezeigt zu haben glaubt, daß das Krebsrisiko bei Kindern durch Vitamin-K-Gabe um das bis zu 3fache erhöht ist. Sie postuliert eine Modifikation der Indikation, d. h. Vitamin K

Zusammenfassung und Diskussion

sollte nur noch bei erwiesenem Mangel appliziert werden. Diese Untersuchungen werden z. Z. noch kritisch überprüft.

- Frage an Herrn *Seefelder*: Sie haben die FFP-Gabe bei Massivtransfusionen im Säuglingsalter empfohlen. Welchen Zeitpunkt wählen Sie?

Wir machen es abhängig vom Volumenumsatz, und zwar transfundieren wir nach Umsatz eines Blutvolumens. Die Labortestung dauert zu lange; in dieser Zeit schreiten Verbrauch und Verlust weiter fort. Wir beginnen auch frühzeitig mit der Transfusion, wenn große Blutverluste absehbar sind. Da bei kleinen Kindern die Transfusion aus einer Konserve erfolgen kann, wird durch einen früheren Transfusionsbeginn das Risiko nicht erhöht.

- Welche Filter verwenden Sie bei der Transfusion, insbesondere bei der Massivtransfusion.

Wir verwenden in allen Altersgruppen für alle Komponenten ausschließlich 170-µm-Filter. Es gibt zwar Vermutungen, daß die Transfusion von Mikroaggregationen pulmonale Probleme induziert, es gibt aber keine eindeutigen Studien, die das belegen. Die pulmonalen Probleme bei Patienten mit Massivtransfusion kommen oft durch die Begleiterkrankungen zustande, z.B. Trauma oder septischer Zustand, so daß man nicht unbedingt Mikrofilter nehmen muß. Bei Thrombozyten sind ja alle Filter mit einer Porengröße kleiner als 110 µm schädlich, da sie zur Absorption führen. Bei kleinen Kindern wechseln wir die Filter nach jeder Konserve, bei Erwachsenen nach 2-4 Konserven.

- Welche Vorteile sehen Sie in der von Ihnen propagierten Vollbluttransfusion in einer Zeit der Spendertestung und des virusinaktivierten FFP?

Die Virusinaktivierung von FFP ist noch kein gesichertes Verfahren, außerdem ist noch nicht gesichert, ob diese FFP genauso wirksam sind, da der Inaktivierungsprozeß teilweise über eine Erwärmung verläuft.

Die Spendertestung hat Lücken bei allen Komponenten. Die Vollbluttransfusion hat den Vorteil, daß die Exposition gegenüber mehreren Spendern deutlich verringert wird, gleichzeitig hat man von Anfang an eine ausgeglichene Komponentengabe. Man erspart sich - insbesondere beim Austausch großer Blutvolumina - die

Gerinnungsstörungen. Ein 3 Tage altes Frischblut ist so vollständig ausgetestet wie andere Konserven und hat fast vollständig wirksame Faktorenspiegel.

- Bei welchem Kaliumwert gehen Sie unter Transfusion von einer Hyperkaliämie aus?

Die Hyperkaliämie ist durch Laborbestimmungen schwer feststellbar, da man einmal während der Hyperkaliämie Blut entnommen haben muß und bei Eintreffen des Wertes das Kalium schon in die Zelle umverteilt sein kann. Man sollte in erster Linie auf Störungen des EKG achten. Als Akuttherapie einer Hyperkaliämie würde ich Kalzium benutzen, da ich damit gleichzeitig die Zitratwirkung antagonisiere. Auf keinen Fall empfehle ich die Infusion von Glukose und Insulin, da durch die gleichzeitig erfolgende spontane Aufnahme des Kaliums in die Zellen und die Erythrozyten schnell eine Hypokaliämie entstehen kann.

Fremdblutsparende Maßnahmen bei Operationen im Kindesalter I

- Bisher hat sich noch keiner der operativ tätigen Referenten festgelegt, welcher HK-Wert noch tolerabel ist, bevor Fremdblut angewandt wird. Welche Werte können wir intraoperativ, welche postoperativ tolerieren? Welche klinischen Parameter können wir als Kriterien nehmen?

Schuck: Diese Frage kann man nicht pauschal beantworten. Bei Frühgeborenen muß man nicht auf physiologische Werte auftransfundieren, da man fetales Hb durch adultes Hb ersetzt und das fetale Hb andere Eigenschaften hat als das adulte. Man sollte es dem verantwortlichen Anästhesisten überlassen, welche Werte er noch toleriert. In der Literatur schwanken die Angaben um Werte von 7–8 g/dl. An diese Werte kann man sich halten, wenn nicht komplizierte Herzvitien oder andere gravierende Begleiterkrankungen vorliegen.

Fromm: Wir wissen, daß die Anämie ein Risikofaktor für die Wundheilung ist. Auf der anderen Seite sind die Kinder durch die Fremdblutgabe gefährdet. Wir haben die Grenze des Hb-Wertes nicht standardisiert. Bei Hb-Werten von 6–8 g/dl haben wir es von der Klinik und der Wundheilung abhängig gemacht, ob transfundiert wurde. Als kritischen Punkt haben wir die Möglichkeit zur Mobilisierung genommen, d. h. die Kinder müssen aufstehen können, ohne kollapsgefährdet zu sein. Durch Eigenblutspende und Einsatz des Cellsavers werden diese extrem niedrigen Bereiche aber nur noch in Ausnahmefällen erreicht. Niedrige Hb-Werte erhöhen auch die Infektionsgefahr. Daher sind wir veranlaßt, bei großen Eingriffen mit hohem Blutverlust eine antibiotische Therapie durchzuführen, auf die wir sonst verzichten.

– Frage an Frau *Wölfel*: Was bringt das Trasylol wirklich?

Die Reduktion der Thoraxverschlußzeiten ist eindrucksvoll. Die aktivierte Gerinnung durch Oberflächenkontakt in der Herz-Lungen-Maschine wird wirkungsvoll inhibiert. Bei Palliativeingriffen wird es bei uns trotz u. U. gegebener Indikation nicht verwendet, da es wie alle Proteine zur Sensibilisierung führt und man den Patienten durch einen erneuten Einsatz beim Zweiteingriff nicht gefährden will.

In der Orthopädie gibt es eine Studie aus Ulm bei Erwachsenen, in der eine Bluteinsparung gezeigt wurde. Die Indikationen sind zum einen die große Wundfläche und der Oberflächenkontakt im Cellsaver. Allerdings wird es kaum noch benutzt, da Bedenken wegen einer erhöhten Thromboseneigung bestehen. Es gibt zwar eine ältere Studie aus München, die gezeigt hat, daß keine erhöhte Thrombosegefahr besteht, diese Untersuchungen werden zur Zeit überprüft.

– Frage an Herrn *Biermann*: Sie haben den Zeitpunkt der Aufklärung angesprochen. Für den Operateur liegt er u. U. prästationär, für den Anästhesisten gilt der Tag vor der Operation. Welche Konsequenzen ergeben sich daraus?

Der Bundesgerichtshof fordert frühestmögliche Aufklärung bezüglich des operativen Eingriffs, das gilt aber nur für Wahleingriffe. Inwieweit man die niedergelassenen Ärzte in diese Tätigkeit miteinbeziehen kann, sollte man überlegen. Für die anästhesiologische Aufklärung gilt die prästationäre Aufklärung im Regelfall nicht. Ein Patient, der sich zu einem operativen Eingriff entschlossen hat, rechnet mit einer Narkose und wird auch am Vortag noch in der Lage sein, Allgemeinanästhesie und Regionalanästhesie gegeneinander abzuwägen. Hat der Patient aber Begleiterkrankungen, die die Narkose zum eigentlichen Risiko des Eingriffs machen, dann sollte auch hier die Aufklärung vorgezogen werden.

- Genau in diesem Zusammenhang gibt es immer mehr Probleme. Die ambulanten Eingriffe nehmen ja in erheblichem Maße zu und wir haben häufig nur die Möglichkeit, den Patienten relativ kurz vor dem Eingriff zu sehen. Wie gehen wir da vor?

Man wird sich natürlich überlegen müssen, ob man nicht Maßnahmen bezüglich der Organisation treffen muß, d. h. es bietet sich die Einrichtung einer Anästhesiesprechstunde an. Wenn Sie das nicht realisieren können, dann sollten Sie den Patienten nach der Aufklärung fragen, ob er unter dem Eindruck des gerade Mitgeteilten in der Lage ist, sich frei zu entscheiden oder ob er Bedenken hat, und dies sollten Sie entsprechend dokumentieren.

- Eine Anmerkung zum Begriff der Personenidentität nach dem Arzneimittelgesetz für Entnahme und Retransfusion der Eigenblutkonserve. In Niedersachsen wird es so gehandhabt, wie Sie es beschrieben haben. In Bremen dagegen muß tatsächlich physisch die gleiche Person, die entnommen hat, auch retransfundieren. Das ist in der Praxis in den meisten Fällen nicht machbar.

Man sollte den Behörden deutlich machen, was sie damit provozieren, nämlich in vielen Bereichen den Zusammenbruch fremdblutsparender Verfahren. Nach dem Arzneimittelgesetz sind beide Interpretationen möglich. Bei strikter wörtlicher Auslegung – die Juristen gern bevorzugen – ist die Auffassung Bremens durchaus vertretbar. Sie ist nur unpraktisch und eigentlich entfernt von dem, was das Gesetz eigentlich will, nämlich einen gewissen Schutz des Arzneimittels Eigenblutkonserve. Der leitende Arzt, der die Organisation übernimmt, ist genauso wie für die Verabreichung von Medikamenten in seiner Abteilung für die Eigenblutkonserven verantwortlich, unter welchen Bedingungen sie entnommen werden und welchen Weg sie nehmen.

- Implizieren Sie durch Ihren Vortrag, daß jedes Krankenhaus, das z. B. Milzrupturen behandelt, die Möglichkeit zur Autotransfusion haben müßte?

Man wird nicht so weit gehen können, daß man in Häusern, die keine Möglichkeit zur Autotransfusion haben, bestimmte Eingriffe

verbietet. Wenn das BGH die Aufklärung über Autotransfusion
fordert, muß die Möglichkeit auch bestehen. Wenn die Möglichkeit
nicht besteht, ist die Frage, ob man nicht unter den Standards des
Fachgebietes liegt und ob die apparative Ausstattung für die
Eingriffe ausreicht, die die Operateure anbieten. Man ist u. U. auch
verpflichtet, Eltern mit ihren Kindern an ein anderes Haus zu
verweisen, wenn dort eine Eigenblutspende möglich ist.

Die von der Bundesärztekammer festgelegte Altersgrenze für
Blutspender liegt zwischen 18 und 65 Jahren. Aufgrund individueller ärztlicher Entscheidungen kann davon abgewichen werden,
und bei Kindern ab 35–40 kg kann man diese Methode sicher als
Standard annehmen. Bei Kleinstkindern gibt es noch zu wenig
praktische Erfahrung, um Risiken abschätzen zu können.

- Welche Rechtsansprüche des Patienten bestehen bezüglich der
  Eigenblutkonserve? Muß über eine eventuelle Unbrauchbarkeit
  aufgeklärt werden?

Unter der Voraussetzung, daß Sie die Sorgfaltspflicht einhalten,
bestehen keine Rechtsansprüche. Der Fall liegt anders, wenn Sie
durch Verletzung der Sorgfaltspflicht eine Konserve unbrauchbar
machen und bei der dadurch notwendigen Fremdbluttransfusion
Komplikationen eintreten. Eine Aufklärungspflicht besteht nicht.

- Frage an Herrn *Baumann*: Bei den Eigenblutspendern in
  München werden die gleichen Screeningmaßnahmen durchgeführt, die der Tansfusionsmediziner bei Femdblutspendern
  vornimmt. Das ist in den Richtlinien exakt vorgeschrieben.
  Wie verhalten Sie sich?

Das ist nicht ganz richtig, die Vorschriften beziehen sich nur auf
Fremdblutkonserven. Wir benutzen kein Screeningverfahren, wir
bestimmen nicht einmal die Blutgruppe. Wir gehen davon aus, daß
der Patient, der das Blut gespendet hat, dieses Blut auch wieder
zurückbekommt. In Hamburg, wo Herr Schleinzer, der Pionier der
Eigenblutspende, tätig ist, werden auch keine Screeninguntersuchungen durchgeführt. Es ist selbstverständlich, daß vor der
Retransfusion ein Bedsidetest durchgeführt wird, ebenso bei
Hämodilutionsblut, wenn der Patient die Konserve erst nach
Verlassen des OP, z.B. im Aufwachraum, bekommt.

- Wie schließen Sie Patienten aus, die gerade einen Infekt haben?

Das geht nur über eine genaue Anamnese und Untersuchung. Bei Zahnbehandlung, instrumentellen Untersuchungen u. ä. halten wir uns an die Richtlinien, d. h. wir warten mindestens 3 Tage. Bei positiver Anamnese führen wir entsprechende Laboruntersuchungen durch. Routinemäßig kontrollieren wir vor jeder Eigenblutentnahme das Blutbild, daran orientieren wir uns bezüglich der Abnahmemenge, und wir sehen automatisch die Leukozytenzahl.

Fremdblutsparende Maßnahmen bei Operationen im Kindesalter II

– Frage an Herrn *Maass*: Erläutern Sie bitte noch einmal den Verlauf einer CMV-Infektion!

Eine CMV-Infekton kann beim Immunkompetenten völlig unbemerkt ablaufen, evtl. in Form einer leichten Erkältung. Beim Immunsupprimierten kann die Infektion ablaufen wie eine schwere Hepatitis, die sich laborchemisch nicht von anderen Hepatitiden unterscheidet. Hepatomegalie, Splenomegalie und Lymphknotenschwellungen können dazukommen. Es kann auch das ZNS betroffen sein als Enzephalitits, es kann eine Chorioretinitis auslösen mit bleibenden Schäden der Retina. Als Spätfolgen der Enzephalitis können psychointellektuelle Entwicklungsstörungen auftreten, motorische Schädigungen und Krampfleiden.

– Bis zu welcher Altersgrenze ist CMV-freies Blut erforderlich?

Nachdem, was man über die Entwicklung des Immunsystems weiß, sollte man bis zum Ende des 1. Lebensjahres CMV-freies Blut geben. Dann entspricht die T-Suppressoraktivität ungefähr der des Erwachsenen.

– Frage an Frau *Stolte*: Müssen wir bei der Bestrahlung mit Nebenwirkungen rechnen? Gibt es Untersuchungen auf Mutagenität?

Es gibt Untersuchungen, in denen gezeigt wurde, daß die Halbwertszeit der Erythrozyten abnimmt, es gibt aber auch Studien, daß bei Bestrahlung mit bis zu 50 Gy die Halbwertszeit der nicht bestrahlter Erythrozyten entspricht. Bezüglich der

Zusammenfassung und Diskussion

Thrombozyten gibt es relativ neue Untersuchungen, die keine Funktionseinschränkung nachweisen konnten. Man vermutet aber, daß die NaK-Pumpe der Erythrozyten durch die Bestrahlung außer Kraft gesetzt wird, so daß es zu erhöhten Kaliumspiegeln in der Konserve kommt. Das könnte bei Massivtransfusionen problematisch werden, bei geringen Mengen reguliert sich das von selbst.

Die einzigen durch Mutation gefährlichen Zellen wären Stammzellen. Man geht aber davon aus, daß evtl. vorhandene Stammzellen so stark geschädigt werden, daß sie sich nicht mehr vermehren können und daher kein onkogenes Potential mehr haben. Außerdem werden diese Zellen bei der Filtration abgefangen.

– Frage an Herrn *Hagemann*: Bei Frühgeborenen und Neugeborenen gibt es eine Diskussion über die Vorteile von Humanalbumin und Serum. Was nehmen Sie beim septischen Frühgeborenen mit Hypovolämie?

Bei septischen Frühgeborenen z. B. mit Enterokolitis liegen meist schon Gerinnungsstörungen vor oder sie sind während der Operation zu erwarten. Bei diesen Kindern ist der Einsatz von Frischplasma empfehlenswert sowohl unter dem Gesichtspunkt des Volumenersatzes als auch der Hämostase.

Wenn ich dagegen einen reinen Volumenersatz benötige, sehe ich keine Indikation für Eiweißpräparate. Das Capillary-leak-Syndrom ist in jedem Fall ein Risiko, aber Sie finden das Eiweiß genauso im Interstitium wie die Hydroxyäthylstärke und können beides nicht mobilisieren. Die Plasmaexpander bleiben erst einmal intravasal, während ich die Eiweißmoleküle sehr schnell innerhalb und außerhalb der Membran finde. Später kann ich die Plasmaexpander besser mobilisieren.

– 1. Ist Ihnen etwas bekannt über die Auswirkungen des HAES auf das RES, kommt es zu einer Reduktion der Immunkompetenz?
– 2. Welche Dosierung benutzen Sie für das HAES 200 000?

Allgemein liegt das Dosislimit für HAES bei 1 g/kg KG/24 h. Dieses Dosislimit soll einen Einfluß auf das Gerinnungssystem sicher ausschließen, ich kann aber aufgrund unserer Untersuchungen das Dosislimit nicht unterstützen. Wir konnten ein Coating, also den Thrombozyteneinschluß durch kolloidale Lösungen, nicht feststellen, die Gerinnungszeiten sind im Normbereich geblieben.

Ein bestimmter Anteil des HAES wird im RES gespeichert; diese Problematik tritt aber nur bei Langzeitanwendung auf, da HAES schnell zerfällt und die kleineren Fragmente sofort über die Nieren eliminiert werden. Der Nachweis eines klinischen Effektes der Speicherung ist bisher nicht gelungen. Bei Frühgeborenen und Säuglingen gibt es auf diesem Gebiet allerdings noch keine Untersuchungen.

- Frage an Herrn *Hofmann*: Haben Sie bestimmte Beutel für kleinere Kinder mit einem erniedrigten Volumen an Stabilisator?

Wenn wir weniger Blutvolumen abnehmen wollen als 500 ml, passen wir den Stabilisator 1:7 an das Abnahmevolumen an. Wir schließen einen Dreiwegehahn am Abnahmebeutel an, entnehmen über eine Perfusorspritze den Stabilisator und machen dann die Blutabnahme.

- Halten Sie eine arterielle Druckmessung ausschließlich für die Hämodilution für erforderlich, auch wenn es der Eingriff nicht erfordert?

Bei der extremen Dilution ja, weil uns die arterielle Nadel die Möglichkeit gibt, neben der Blutdruckmessung auch arterielle Blutgasanalysen durchzuführen, und das ist während der Hämodilution regelmäßig erforderlich. Außerdem ist die arterielle Messung in den meisten Fällen auch wegen der Größe des Eingriffs notwendig, denn wir wenden diese ausgedehnte Hämodilution nur bei großen Eingriffen an.

- Sie haben berichtet, daß Sie die normovolämische Hämodilution in Narkose durchführen. Wenn Sie bei Op-Ende und evtl auch postoperativ das Blut zurückgeben, geben Sie aber Relaxans und Fentanyl ebenfalls zurück. Müssen Sie dann postoperativ nachbeatmen?

Eine Nachbeatmung ist normalerweise nicht nötig. Wir geben das Eigenblut zurück, sobald der Hauptblutverlust vorbei ist und kein größerer Blutverlust mehr zu erwarten ist, d. h. zeitlich gesehen deutlich vor dem Ende der Operation. Treten intraoperativ durch unerwartet hohen Blutverlust HK-Werte unter 16–17 g% auf, wird schon vorher mit der Retransfusion des frischen Hämodilutionsblutes begonnen, Extremwerte von 8–10 g%, wie in der Literatur teilweise beschrieben, sind nicht sinnvoll. Wenn die Kinder aus dem OP kommen, haben wir normalerweise Hämatokritwerte in der Größenordnung von 25–30 g%.

– Sie haben gesagt, es gibt keine Probleme, aber die von Ihnen demonstrierte Röntgenaufnahme zeigt das Bild eines Prälungenödems. Sie sagen gleichzeitig, daß man das bei einer Hämodilution bis zu einem Hämatokrit von 20–25 g% relativ häufig sieht. Ich meine, ein Prälungenödem ist eigentlich keine Bagatelle.

Ich sehe das nicht als dramatisch an. Wir konnten trotz der Röntgenbilder keine BGA-Veränderungen feststellen, die postoperative Extubation war immer problemlos möglich. Es gab auch keine verlängerten Krankenhausaufenthalte. Oft waren die Kinder schon extubiert und aus dem Aufwachraum verlegt, als die Röntgenaufnahmen angefertigt wurden. Röntgenbilder direkt nach der Hämodiluion waren aus technischen Gründen nicht möglich.